U0066781

文經家庭文庫 148

# 好胃真輕鬆

鄭振鴻 ◎著

COSMAX
PUBLISHING Co.
Since 1981

文經社
Taiwan

# 由點至面，
# 全方位中西醫治療腸胃病

　　一年前我收到文經社的邀約，談到要我寫一本結合中、西醫觀點，認識、預防及治療腸胃疾病的書，並針對現代上班族，因為生活及工作壓力而發生的食道逆流、燒心、腹瀉等常見惱人問題，提供專業的症狀舒緩方法與保健之道。

　　起初顧念到自己門診、教學及行政工作已經時間滿檔，很難再有多餘的空檔從事其他耕耘，但內心深處卻又有另外一種聲音拉扯著我，要我貢獻出自己多年的臨床經驗，替掙扎在反覆發作、困擾不已的腸胃道患者及家屬，盡一點棉薄之力。

　　將近三十年的醫療及教學過程，「中西醫結合」、「中藥科學化」、「中醫現代化」，一直是我迫切想達成的目標，把進步及正確的中醫觀念傳達給每一個人，更是從事醫療工作者，尤其是一個中西醫師，所無法推卸的責任。

　　開始收集及整理資料時，才真正體會到每天被時間追著跑的滋味，不但希望一天能有 48 小時或更多，也希望自己變成一隻八爪大章魚或化身千手觀音，竭盡所能從滿室專業書刊、資料中，擷取精華與個人研究心得，讓讀者藉由淺顯易懂的文字，認識疾病，找到適合自己的中西醫師，對症治療。值得一提的是，有關中醫方面的文字，除了白話解說還加上原文，目地在於希望這本書，能讓一般人更近一步認識中醫，對中醫用語能有初步的認識，而且原典中的古老用語，其實才更能貼切描述出中國醫學的精準奧妙，及理論基礎之博大精深。

　　你、我都是這社會中的一份子，大家都在忙碌、緊張的競爭中奮力搏命演出，懂得預防保健而身心強健者勝出，忽略自保而身體孱弱者出局。本書介紹有關腸胃道一般疾病的原理、機轉、預防保健方法、常用中西藥、穴道按摩、藥膳調理及建議治療的方向。希望能成為一般人眾，認識腸胃道疾病的基本知識來源，從而懂得做簡單的自我調護、飲食管理，或更進一步選擇治療方向及追蹤病情，方不至於貽誤病情甚或遺憾終生。

# 目 次 contents

自序　由點至面，全方位中西醫治療腸胃病　◎鄭振鴻 ⋯⋯⋯⋯ 2

## *Part 1* 認識腸胃道

胃的構造與主要機能 *12*
- 幽門和賁門防止食物逆流 ⋯⋯⋯⋯ *12*
- 健康的胃呈現粉紅色 ⋯⋯⋯⋯ *13*
- 食物刺激胃壁細胞分泌胃酸 ⋯⋯⋯⋯ *14*
- 為何胃體不會被自己的胃酸消化? ⋯⋯⋯⋯ *15*

小腸的構造與機能 *16*
- 成人小腸長約6公尺 ⋯⋯⋯⋯ *16*
- 主要的吸收作用是在小腸進行 ⋯⋯⋯⋯ *18*

大腸的構造與機能 *20*
- 大腸主要工作是吸收水分、礦物質、維生素 ⋯⋯⋯⋯ *21*
- 大腸蠕動不規則時，會影響排便 ⋯⋯⋯⋯ *22*

肝、膽、胰臟在消化系統中的角色 *23*
- 肝臟對醣類、蛋白質、脂肪的代謝很重要 ⋯⋯⋯⋯ *24*
- 膽囊儲存肝臟分泌的膽汁 ⋯⋯⋯⋯ *25*
- 胰臟分泌重碳酸鹽中和胃酸 ⋯⋯⋯⋯ *26*

不可不知的腸胃功能失調症狀 *27*
- 食慾不振 ⋯⋯⋯⋯ *29*
- 燒心 ⋯⋯⋯⋯ *30*
- 呃逆（打嗝） ⋯⋯⋯⋯ *30*
- 噁心與嘔吐 ⋯⋯⋯⋯ *31*
- 腹瀉 ⋯⋯⋯⋯ *32*
- 血便 ⋯⋯⋯⋯ *34*

## *Part 2* 胃病與治療

### 消化不良 *36*

- 餐後腹痛為典型症狀 ⋯⋯⋯⋯⋯⋯ *36*
- 腹部疼痛、燒灼感持續4週以上要小心！ ⋯⋯⋯⋯⋯ *37*
- 脾虛為基本病機 ⋯⋯⋯⋯ *40*
- 胃腸是精神之鏡 ⋯⋯⋯ *42*
- 消化不良的穴位按摩 ⋯⋯⋯⋯ *42*

### 胃食道逆流 *45*

- 心灼熱、胸痛，平躺時情況加劇 ⋯⋯⋯⋯ *45*
- 下食道括約肌屏障功能下降 ⋯⋯⋯ *46*
- 脾失健運，胃氣逆上 ⋯⋯⋯ *49*
- 睡時將枕頭抬高20~30公分，促進食管排空 ⋯⋯⋯ *51*
- 胃食道逆流的穴位按摩 ⋯⋯⋯ *52*

### 急性胃炎 *54*

- 急性胃炎多由飲食不當引起 ⋯⋯⋯ *54*
- 胃黏膜受病菌感染或藥物過敏 ⋯⋯⋯ *55*
- 肝氣鬱結造成脾失調 ⋯⋯⋯ *57*
- 胃炎急性期應禁食24~48小時 ⋯⋯⋯ *59*
- 急性胃炎的穴位按摩 ⋯⋯⋯ *60*

### 慢性胃炎 *62*

- 慢性胃炎是一種老化的表徵 ⋯⋯⋯ *62*
- 幽門螺旋桿菌感染是重要因素 ⋯⋯⋯ *63*
- 氣機不暢、腸胃虛弱 ⋯⋯⋯ *67*
- 每一年至少接受一次定期檢查 ⋯⋯⋯ *68*
- 慢性胃炎的穴位按摩 ⋯⋯⋯ *68*

### 胃下垂 *70*

- 臟器下移導致下背疼痛 ⋯⋯⋯ *70*
- 胃韌帶鬆弛及肌肉張力不足 ⋯⋯⋯ *71*
- 氣滯日久而下垂 ⋯⋯⋯ *72*

- 多做腹肌運動 ⋯⋯⋯⋯⋯ 73
- 胃下垂的簡易穴位按摩 ⋯⋯⋯⋯ 74

## 胃神經官能症 75

- 非器官病變引起的腸胃疾病 ⋯⋯⋯⋯⋯ 75
- 精神壓力為引起疾病的主因 ⋯⋯⋯⋯ 76
- 情志因素造成肝氣鬱結、胃失調和 ⋯⋯⋯⋯⋯⋯ 77
- 放鬆身心避免強烈情緒波動 ⋯⋯⋯⋯ 78
- 胃神經官能症的穴位按摩 ⋯⋯⋯⋯ 79

## 壓力型胃潰瘍 81

- 上消化道出血、嘔血、黑便 ⋯⋯⋯⋯ 81
- 胃酸分泌異常，腸胃道出血 ⋯⋯⋯⋯ 82
- 感受外邪，熱毒內陷 ⋯⋯⋯⋯ 83
- 解除病人疑懼緊張 ⋯⋯⋯⋯ 84
- 壓力型潰瘍的穴位按摩 ⋯⋯⋯⋯ 84

## 消化性潰瘍 86

- 飢餓時上腹疼痛，進食後緩解 ⋯⋯⋯⋯ 86
- 幽門螺旋桿菌和胃潰瘍有高度相關性 ⋯⋯⋯⋯ 87
- 六淫傷中，肝氣犯胃 ⋯⋯⋯⋯ 88
- 消化性潰瘍的穴位按摩 ⋯⋯⋯⋯ 89

## 幽門梗阻 91

- 清晨胃痛，感覺到胃內有振水聲 ⋯⋯⋯⋯ 91
- 多數由長期十二指腸潰瘍引起 ⋯⋯⋯⋯ 92
- 內傷為主，胃中積熱 ⋯⋯⋯⋯ 93
- 幽門梗阻的穴位按摩 ⋯⋯⋯⋯ 94

## 胃癌 96

- 胃癌的檢查與確認 ⋯⋯⋯⋯ 96
- 烹調手法對胃癌產生影響大 ⋯⋯⋯⋯ 97
- 胃癌的發生以體質為主因 ⋯⋯⋯⋯ 98
- 胃癌追蹤、複查最少3個月一次 ⋯⋯⋯⋯ 100

# *Part* ❸ 腸病與治療

## 腸激躁症候群 *102*

- 排便習慣改變是此症最典型的症狀 ⋯⋯⋯⋯⋯ *103*
- 服用抗憂鬱劑可獲改善 ⋯⋯⋯⋯⋯ *104*
- 思慮傷脾，通降功能失常 ⋯⋯⋯⋯⋯ *105*
- 避免亂食藥物刺激腸胃道 ⋯⋯⋯⋯⋯ *106*
- 腸激躁症候群穴位按摩 ⋯⋯⋯⋯⋯ *106*

## 便祕 *108*

- 便祕發生機率與年齡成正比 ⋯⋯⋯⋯⋯ *108*
- 腸胃道蠕動變慢、消化液減少 ⋯⋯⋯⋯⋯ *109*
- 大腸傳導功能失調所致 ⋯⋯⋯⋯⋯ *110*
- 每天起床後飲溫開水 500C.C. ⋯⋯⋯⋯⋯ *111*
- 便祕的穴位按摩 ⋯⋯⋯⋯⋯ *111*

## 腹瀉 *113*

- 腹瀉原因複雜需先找出病位 ⋯⋯⋯⋯⋯ *113*
- 主要病變在脾胃、大小腸 ⋯⋯⋯⋯⋯ *115*
- 腹瀉的穴位按摩 ⋯⋯⋯⋯⋯ *116*

## 潰瘍性結腸炎 *118*

- 貧血、血便中帶有黏液 ⋯⋯⋯⋯⋯ *118*
- 自體免疫力問題為發病主因 ⋯⋯⋯⋯⋯ *119*
- 病因是濕邪，病位在大腸 ⋯⋯⋯⋯⋯ *120*
- 潰瘍性結腸炎的穴位按摩 ⋯⋯⋯⋯⋯ *121*

## 大腸癌 *123*

- 大腸瘜肉是癌變徵兆 ⋯⋯⋯⋯⋯ *123*
- 富含鈣質的食物可以預防大腸癌 ⋯⋯⋯⋯⋯ *124*
- 病位在大腸，與肝、脾、胃都有密切關係 ⋯⋯⋯⋯⋯ *126*
- 大腸癌的穴位按摩 ⋯⋯⋯⋯⋯ *127*

# Part 4 腸胃病飲食療法

## 消化不良 130

- ♣ 肉荳蔻粥 ⋯⋯⋯⋯⋯⋯ 130
- ♣ 橘皮蘿蔔腿 ⋯⋯⋯⋯ 131
- ♣ 百合蒸鰻魚 ⋯⋯⋯⋯ 131
- ♣ 奇異果雪泥 ⋯⋯⋯⋯ 132
- ♣ 山楂餅 ⋯⋯⋯⋯⋯ 132
- ♣ 佛手玫瑰花茶 ⋯⋯⋯ 133

## 食道逆流 134

- ♣ 黃耆牛肚湯 ⋯⋯⋯⋯ 134
- ♣ 山藥雞內金鱔魚湯 ⋯⋯ 135
- ♣ 丁香瘦肉湯 ⋯⋯⋯⋯ 135

## 急性胃炎 136

- ♣ 砂仁佛手茶 ⋯⋯⋯⋯ 136
- ♣ 桂圓花生湯 ⋯⋯⋯⋯ 137
- ♣ 豆豉青椒炒鱔片 ⋯⋯⋯ 137

## 慢性胃炎 138

- ♣ 白芍石斛瘦肉湯 ⋯⋯⋯ 138
- ♣ 枳殼青皮豬肚湯 ⋯⋯⋯ 139

## 胃下垂 140

- ♣ 桂皮砂仁牛肉湯 ⋯⋯⋯ 140
- ♣ 黃精粥 ⋯⋯⋯⋯⋯ 141
- ♣ 生薑湯 ⋯⋯⋯⋯⋯ 141

## 壓力性潰瘍 142

- ♣ 白芨豬肚湯 ⋯⋯⋯⋯ 142
- ♣ 陳皮紫蘇粥 ⋯⋯⋯⋯ 143
- ♣ 薑汁牛肉飯 ⋯⋯⋯⋯ 143

## 消化性潰瘍 144

- ♣ 包心菜炒牛肉 ⋯⋯⋯ 144
- ♣ 黨參紅棗鱔魚湯 ⋯⋯⋯ 145
- ♣ 白胡椒煨豬肚 ⋯⋯⋯ 145

胃幽門梗阻 *146*
- ♣ 麥芽山楂雞蛋湯 ⋯⋯⋯⋯ *146*
- ♣ 丁香薑糖 ⋯⋯⋯ *147*
- ♣ 椒腿燴山藥 ⋯⋯⋯ *147*

胃癌 *148*
- ♣ 靈芝粉蒸肉餅 ⋯⋯⋯⋯ *148*
- ♣ 猴頭菇燉雞湯 ⋯⋯⋯ *149*
- ♣ 三味蒸鯽魚 ⋯⋯⋯ *149*

腸激躁症候群 *150*
- ♣ 山藥雞內金粥 ⋯⋯⋯⋯ *150*
- ♣ 苡仁陳皮鴨肉湯 ⋯⋯⋯ *151*
- ♣ 白果蓮子糖水 ⋯⋯⋯ *151*

便祕 *152*
- ♣ 黃精牛肉湯 ⋯⋯⋯⋯ *152*
- ♣ 決明子飲 ⋯⋯⋯ *153*
- ♣ 炒白菜心 ⋯⋯⋯ *153*

腹瀉 *154*
- ♣ 花椒肉蔻茶 ⋯⋯⋯⋯ *154*
- ♣ 蓮子芡實粥 ⋯⋯⋯ *155*
- ♣ 扁豆炒山藥 ⋯⋯⋯ *155*

潰瘍性結腸炎 *156*
- ♣ 參耆苡米粥 ⋯⋯⋯⋯ *156*
- ♣ 扁豆牛肉湯 ⋯⋯⋯ *157*
- ♣ 歹韭白粥 ⋯⋯⋯ *157*

大腸癌 *158*
- ♣ 金針木耳雞湯 ⋯⋯⋯⋯ *158*
- ♣ 山藥枸杞燉甲魚湯 ⋯⋯⋯ *159*
- ♣ 杏仁芝麻糖 ⋯⋯⋯ *159*

胃神經官能症 *160*
- ♣ 薑汁燉砂仁 ⋯⋯⋯ *160*
- ♣ 甘薑大棗湯 ⋯⋯⋯ *160*

# Part ⑤ 常見腸胃病疑難雜症 Q&A

Q 1 胃鏡檢查應做哪些準備？有哪些適應症？
哪些禁忌、併發症？ ——— 162

Q 2 益生菌對保健腸道有益嗎？ ——— 163

Q 3 如廁時該如何從糞便形態，了解腸胃健康？ ——— 164

Q 4 口臭、口黏、口苦是何原因造成？如何改善？ ——— 166

Q 5 中醫裡說的「裏急後重」，是什麼意思？ ——— 167

Q 6 「便血」依中醫理論如何解說？如何治療？ ——— 167

Q 7 中醫與西醫對消化系統之解釋有何不同？ ——— 168

Q 8 中醫理論之脾與西醫中認定的脾是否相同？ ——— 168

## 附錄一：常用胃腸病西醫處方 170

（一）組織胺 $H_2$ 受體拮抗劑 ——— 170

（二）質子幫浦抑制劑 ——— 173

（三）黏膜保護劑 ——— 175

（四）消化道賦活劑 ——— 177

（五）刺激性瀉藥 ——— 181

（六）止瀉劑 ——— 184

## 附錄二：常用胃腸病中藥方劑 186

（一）消化不良 ——— 186

（二）胃食道逆流 ——— 186

（三）急性胃炎 ——— 187

（四）慢性胃炎 ——— 187

（五）胃下垂 ——— 187

（六）胃神經官能症 ——— 188

（七）壓力性潰瘍 ——— 188

（八）消化性潰瘍 ——— 189

（九）幽門梗阻 ——— 189

（十）胃癌 ——— 189

（十一）大腸激躁症 ——— 190

（十二）便祕 ——— 190

（十三）腹瀉 ——— 190

（十四）潰瘍性結腸炎 ——— 191

（十五）直腸、結腸癌 ——— 191

# Part 1 認識腸胃道

　　我們的身體需要營養物質的均衡供應，才能促進生長，修補衰老凋亡的組織細胞，提供身體各種活動所需的能量。把食物從複雜的大分子，分解為容易被吸收的小分子，必須透過消化系統完成。

　　簡單來說，消化系統由消化管和消化腺組成，消化管是食物通過的一種管道，它由口腔、咽、食管、胃、小腸、大腸、肛門構成。消化腺有大小兩種，大消化腺有唾液腺、肝腺和胰腺，小消化腺則位於消化管壁內，如胃腺、腸腺和十二指腸腺。

# 胃的構造與主要機能

　　胃部是個囊狀器官，上以賁門和食道相連，下以幽門和小腸(十二指腸)相接，成人胃容量約1500~2000C.C.。

　　胃的上端位於人體中線的左側，下端位於中線的右側，所以整體看起來彎彎的，像丁字型也有人說是英文字母的 J。解剖圖和人體的方向是相反的，因此要把 J 要變成「ㄣ」，左邊我們稱為胃大彎 (Greater curvature)，右邊稱為胃小彎 (Lesser curvature)。

## ＊ 幽門和賁門防止食物逆流

　　食道相接的地方，我們稱為賁（ㄅㄣ）門 (Cardia)，可防止胃內的食物跑到食道內；由口吃進食物後，吞入的食物在食道中以蠕動的方式前進，然後進入胃的賁門部，將食物送到胃中。我們在胃部的賁門上劃一條水平線，可將胃部分成上半部的胃底 (Fundus) 和胃體 (Body)，即下半部的幽門及胃竇 (Antrun)。幽門 (Pylorus) 和賁門一樣，可防止食物的逆流，所以當賁門和幽門有異常的時候，就會造成食糜夾帶消化液往上跑，造成食道炎、胃炎或更嚴重的黏膜損傷發生。

　　將胃剖開，我們可以用肉眼看到胃的內部，胃表面呈現粗糙、皺皺的感覺，我們稱那長條狀為皺折（Rugae），皺折向胃內的開口，我們稱為胃小凹，他們就是胃腺的開口處。

## ＊ 健康的胃呈現粉紅色

　　往胃壁的下層走，是胃的黏膜層和黏膜下層，黏膜層主要是胃部吸收和分泌的一層，而黏膜下層是富含血管結締組織的一層，還含有神經。健康者的胃整個黏膜呈現粉紅色，表面平滑、看不到黏膜下的血管。接著為肌肉層，胃部含有環肌、縱肌、斜肌，使食物和消化液可以更均勻的混合，同時使食物繼續往小腸進行。

　　食物在口腔咀嚼吞入後通過食道，食道沒有任何消

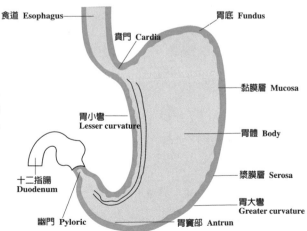

### 胃的構造圖

▶ 胃液具有殺菌力，能在胃中淨化沾在食物上的病原菌。

食道 Esophagus
賁門 Cardia
胃底 Fundus
黏膜層 Mucosa
胃小彎 Lesser curvature
胃體 Body
漿膜層 Serosa
胃大彎 Greater curvature
十二指腸 Duodenum
幽門 Pyloric
胃竇部 Antrun

化吸收的功能，在物理性的蠕動下，使賁門打開讓食團進入到胃部；食團最先到達胃底，胃底將食團混合攪拌並緩慢送到胃體，為使其和消化液可以充分混合，胃體的蠕動會增加；接著送到幽門竇，此時食物和胃酸充分的混合形成半流體狀，我們稱為食糜（Chyme）。

食糜送到小腸是以幽門來控制，每次幽門收縮就會將少量的食糜送入小腸，此現象稱為「胃排空」；每種食物的排空時間不一樣，需要花比較久的時間排空的食物，代表此食物較有飽足感。一般脂肪需要的時間最長，再來是蛋白質，而醣類最短。

## ＊ 食物刺激胃壁細胞分泌胃酸

胃的主要機能就是盛裝食物和消化吸收；因為有幽門控制，將食物慢慢的送到十二指腸，再做進一步的消化及吸收，如果缺乏幽門慢慢釋放食糜到十二指腸，食糜太快進入到十二指腸，會使高滲透壓的食糜，引起腸組織外的水分進入到腸腔，導致腹瀉，人體尚未吸收到完全的養分，食物就排出體外了。

所以胃切除的人，在生活型態上需要做好調整，以少量多餐的方式，讓營養素吸收能較完整。當食團送到胃，就會刺激胃的腺體細胞分泌胃泌素（Gastrin）以及組織胺（Histamine），使胃壁細胞分泌胃酸。

## 為何胃體不會被自己的胃酸消化?

胃的腺體細胞分為很多種,杯狀細胞(Goblet cell)可分泌黏液蛋白,保護胃壁不被自己分泌的胃酸所消化;主細胞(Chief cell)分泌蛋白分解酵素原;胃壁細胞分泌胃酸,活化蛋白質分解酵素原(沒有活性)變成蛋白質分解酵素(有活性)才能分解蛋白質,幫助食物的消化;胃黏膜分泌內在因子(Intrinsic factor),內在因子為吸收維生素 $B_{12}$ 很重要的物質,缺乏內在因子就會造成 $B_{12}$ 缺乏而引發惡性貧血,所以胃切除的病人要多補充維生素 $B_{12}$,否則容易發生惡性貧血。

胃的柱狀上皮細胞分泌凝乳,凝乳對於嬰兒很重要,可以幫助乳汁吸收。胃部主要吸收的物質有少量蛋白質、酒精、阿斯匹靈(大量服用會造成黏膜的出血)。

---

### 健康小常識

#### 「物理性消化」與「化學性消化」

消化系統的消化作用包括「物理性消化」與「化學性消化」兩種。食物在口腔內經過牙齒的咀嚼和唾液混合成食團,然後借助吞咽動作,使食團送入胃內,在胃內引起胃壁的蠕動即為「物理性消化」。加上胃酸和胃蛋白酶參與,使食物初步消化成粥樣食糜即為「化學性消化」。消化過程是透過物理性和化學性的聯合消化作用,而完成的一系列復雜的生理活動。

# 小腸的構造與機能

小腸包括十二指腸、空腸、迴腸三部分，其功能是進一步消化來自胃的食糜，並吸收營養物質進入血液和淋巴。

## ✳ 成人小腸長約6公尺

小腸上接胃幽門下接大腸的迴盲瓣。小腸最前端約25公分為十二指腸（Duodenum），接著是空腸（Jejunum）再加上迴腸（Ileum）所組成，總長為6公尺左右，為消化道中最長的構造。

空腸從小腸進入腹腔開始算起，空腸和迴腸沒有明顯的界限，不過一般來說腹腔內近端1/3屬於空腸，接下來是迴腸，迴腸結束於和盲腸相接的迴盲瓣。

小腸為主要消化吸收的部位，所以小腸表面布滿了絨毛（Villi），絨毛上還有微絨毛（Microvilli），其目的就是為了增加吸收的表面積。絨毛是腸腔內指狀突起物，絨毛的結締組織中心，含有血管及淋巴管（又稱為乳糜管），在腸腔吸收的細小分子如：單醣會進入到微血管，而脂肪則會由乳糜管運送。

　　微絨毛只能用顯微鏡才看得到，微絨毛和柱狀上皮細胞的邊緣，看起來很像一把梳子，我們把他稱為刷狀緣（Brush border）；它們除了增加吸收外，刷狀緣還含有許多酵素，可水解雙醣、胜肽酶等，其中屬於胜肽酶的腸激酶（Enterokinase）可活化胰液中的蛋白酶。由於是主要消化器官，所以胰液、膽汁會經由胰管和膽管，再匯入 oddi 括約肌進入到十二指腸。

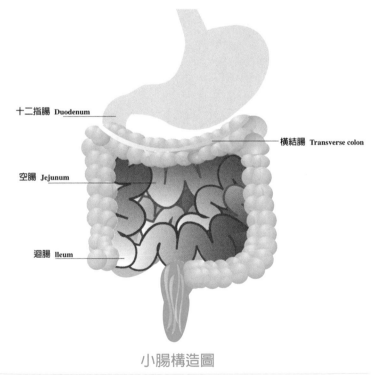

十二指腸　Duodenum

橫結腸　Transverse colon

空腸　Jejunum

迴腸　Ileum

小腸構造圖

▲ 胰液在十二指腸裡分解脂肪、蛋白質等營養素，並將碳水化合物轉換成醣類。

## 主要的吸收作用是在小腸進行

　　小腸本身就含有多種酵素，除此之外胰液、膽汁也都會注入到小腸，刺激一些激素誘發消化液的分泌。當含油脂的食糜送到小腸時，腸壁受到刺激，會分泌膽囊收縮素，刺激膽囊收縮釋放膽汁到十二指腸；酸性食糜刺激腸壁分泌胰泌素，刺激胰臟分泌胰液中和酸性食糜和減緩胃部的蠕動。

　　胰液裡面還有胰蛋白酶和胰澱粉酶、胰凝乳酶和胰脂解酶（為消化脂肪主要的酵素）等；膽汁中含有膽酸和膽

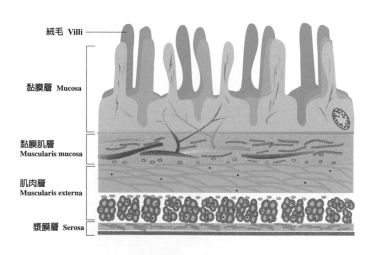

絨毛 Villi

黏膜層 Mucosa

黏膜肌層 Muscularis mucosa

肌肉層 Muscularis externa

漿膜層 Serosa

小腸絨毛剖面圖

▲ 小腸內布滿 500 萬個以上，長度約 1 公釐的絨毛。

鹽，可幫助脂肪的乳糜化，以利於胰脂解酶的作用。胰液和小腸液中的一些激素互相活化，使得消化作用可以順利進行。當消化成細小的分子後，如單醣、胺基酸、胜肽、甘油、脂肪酸後，就會從小腸的刷狀緣被吸收，醣類和胺基酸及胜肽吸收到微血管後，進入血液循環，送到肝門靜脈到肝；而甘油、脂肪酸會重新變成三酸甘油脂，再加上一些蛋白質變成乳糜微粒（Chylomicron）經由淋巴管，再經胸管最後送到左鎖骨下靜脈。

**健康小常識**

### 膳食中的脂質如何運送吸收

食物中的脂質通常為三酸甘油脂，由三個脂肪酸和一個甘油組成，脂質為油溶性，無法在血液中運送，所以必須加上一些親水性的蛋白質，將脂質包起來運送，乳糜微粒主要攜帶膳食中的脂質，所以餐後的血液中含量會增加，不過消化一陣子後，血中的乳糜微粒濃度就會減少。

# 大腸的構造與機能

　　大腸是由結腸（Colon）、盲腸（Cecum）、闌尾（Appendix）和直腸（Rectum）所組成；起於迴腸末端，終於肛門，環繞在小腸的周圍，他不像小腸是纏繞著，由下圖可看到，有升結腸（Ascending colon）、橫結腸（Transverse colon）、降結腸（Descending colon），然後由降結腸末端形成

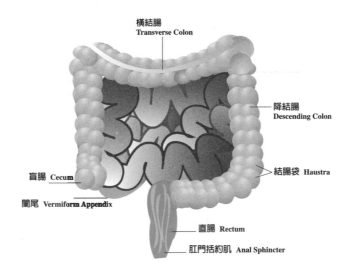

**大腸構造圖**

▲ 偏愛肉食的現代人，因蛋白質攝取量大幅增加，有些蛋白質還沒被小腸吸收就送往大腸，大腸在分解蛋白質時釋放出的氣體具有毒性，會傷害大腸黏膜。

一個 s 型，我們稱為乙狀結腸（Sigmoid colon），再向下延伸形成直腸；在盲腸底部，有一根突起是闌尾，裡面含有許多淋巴組織。

結腸上有三條縱走的肌肉束，我們稱為結腸帶（Taenuae coli）；在大腸的外觀明顯可以看到一袋一袋的構造，我們稱為結腸袋（Haustra）。小腸的尾端，迴腸和盲腸以迴盲瓣（Ileoceal valve）為界，可避免小腸被結腸的細菌污染。

## ✱ 大腸主要工作是吸收水分、礦物質、維生素

大腸的主要功能為吸收水分和儲存糞便，沒有任何的消化作用。所有的消化吸收作用幾乎都在小腸已經完成，所以到達結腸內的內容物，為無法被消化吸收的食物殘渣（如纖維素）、多餘的液體、殘餘的膽汁等，大腸將內容物的水分及一些鹽類吸收後，就形成糞便（Feces），然後經由肛門排出。

大腸本身會分泌鹼性的黏液，其功能是保護大腸黏膜，黏液沒有任何消化酵素的成分，可避免機械性的刺激和化學傷害，且可中和一些細菌發酵酸性物質，減少對大腸黏膜的刺激。雖然大腸無任何消化作用，不過大腸內的微生物對於維持消化道的正常非常重要，細菌會將纖維素發酵為短鏈脂肪酸，並產生氣體及維生素 K。

## ✳ 大腸蠕動不規則時，會影響排便

大腸中產生的維生素K可維持人體所需，使人體不易有維生素K的缺乏，不過剛出生的新生兒，易有缺乏的現象。剛出生的新生兒，因為腸道菌叢還沒建立，所以要注意補充維生素K，維生素K為凝血作用重要物質，若不足則易有出血不止的現象。

常聽到多吃蔬菜可以防止大腸癌，就是因為短鏈脂肪酸；細菌將纖維素分解成為丙酸、丁酸、醋酸等短鏈脂肪酸，酸化的環境可減少腸道中二級膽酸的形成，二級膽酸會轉化為有毒的物質，有致癌性。

糞便為人體消化食物後的殘渣，腸內有些細菌會將那些殘渣當作食物來發酵，所以多吃纖維質較多的蔬菜、水果，可以減少便祕並稀釋毒性物質，減少對腸道的刺激。

# 肝、膽、胰臟在消化系統中的角色

　　肝臟（Liver）是人體最大和最重要的代謝器官，在人體中扮演非常多的角色，在消化系統中肝主要是分泌膽汁，幫助脂肪的消化、吸收和營養素的代謝。

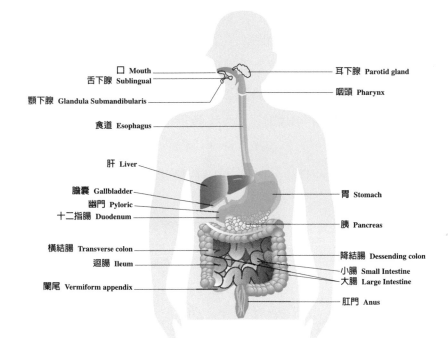

口 Mouth
舌下腺 Sublingual
顎下腺 Glandula Submandibularis
食道 Esophagus
肝 Liver
膽囊 Gallbladder
幽門 Pyloric
十二指腸 Duodenum
橫結腸 Transverse colon
迴腸 Ileum
闌尾 Vermiform appendix

耳下腺 Parotid gland
咽頭 Pharynx
胃 Stomach
胰 Pancreas
降結腸 Dessending colon
小腸 Small Intestine
大腸 Large Intestine
肛門 Anus

肝、膽、胰臟與消化系統

▲肝臟、膽囊、胰臟具有分泌消化液的功能，幫助消化系統運行。

## 肝臟對醣類、蛋白質、脂肪的代謝很重要

在腸道吸收的營養素，會經由肝門靜脈送到肝中，轉換為人體可利用的營養素；醣類被轉換成肝醣、多餘的營養素變成三酸甘油脂、膽固醇，並將吸收的胺基酸組成人體所需蛋白質。

膽汁的成分包括：膽紅素、膽鹽、膽固醇。膽紅素是人體淘汰的紅血球被破壞而產生的，然後藉由膽汁排除；膽鹽作為和脂肪間的界面活性劑，可以乳化脂肪變成較小的油滴，好讓脂肪消化酵素可以更有效率的將脂肪分解；人體不能直接消化膽固醇的核心部分，所以需將它變成膽酸、膽鹽，藉由膽汁排出體外，部分的膽汁會跟著糞便一起排出體外，因此糞便的顏色為棕黃色。

肝臟對於三大營養素（醣類、蛋白質、脂肪）的代謝很重要。肝將飲食中部分的醣類儲存變成肝醣，在人體血

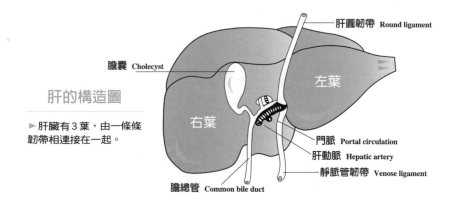

肝圓韌帶 Round ligament

膽囊 Cholecyst

左葉

**肝的構造圖**

▶肝臟有3葉，由一條條韌帶相連接在一起。

右葉

門脈 Portal circulation
肝動脈 Hepatic artery
靜脈管韌帶 Venose ligament

膽總管 Common bile duct

糖降低時，肝會將肝醣分解成為葡萄糖，使血糖維持衡定；肝能氧化脂肪，產生能量，當肝氧化脂肪不完全時，會造成身體的酸中毒。

肝臟還有一項很重要的功能，就是會產生蛋白質使人體的生化代謝得以順利進行，其中肝製造 VLDL（very low density lipoprotein；極低密度脂蛋白），當過多的營養素送到肝臟，肝臟會將它們都轉成脂肪，但是過多的脂肪囤積在肝臟會造成脂肪肝，這時 VLDL 就會將肝中多餘的三酸甘油脂，從肝中移出。

肝臟將運送來的胺基酸匯集起來，形成胺基酸代謝以維持身體中胺基酸的平衡，當人體要合成蛋白質時，可以提供胺基酸的來源。

## ✳ 膽囊儲存肝臟分泌的膽汁

膽囊（Gall bladder）位於肝臟的下方，其功能主要是儲存肝臟分泌的膽汁，和濃縮及酸化膽汁。

肝臟製造膽汁，當小腸沒有食糜時，總膽管末端的 oddi 括約肌會收縮而關閉，膽汁因而被擠入膽管進入到膽囊中。含有脂肪的食糜到達小腸時，會刺激腸壁分泌膽囊收縮素，膽囊收縮素經由血液運送到達膽囊，就會刺激膽囊收縮釋放出膽汁，膽汁經由膽管流到小腸腔內，幫助脂肪消化酵素分解脂肪。

膽汁除了幫助脂肪消化吸收，還幫助脂溶性維生素A、D、E、K及礦物質的吸收。當膽囊酸化膽汁的功能失常時，就會造成膽結石，膽結石太多，阻塞的膽管就會造成膽囊炎。

## 胰臟分泌重碳酸鹽中和胃酸

胰臟(Pancreas)是一個兼具內分泌腺和外分泌腺的器官，所謂外分泌腺就是分泌的物質，需經由管子運送到標的器官的腺體，內分泌腺則不需要管腺，直接釋放到血液中由血液運送。在消化系統中是以外分泌腺為主，外分泌腺所分泌的是胰液，胰液內含有多種酵素，有澱粉消化酵素(Amylase)、胰蛋白消化酵素(Trypsin)、脂肪消化酵素(Lipase)等，多數的酵素都是以酵素原方式存在，也就是不活化的型式，如果在胰臟中就活化，會造成胰液自體分解導致胰臟發炎，所以需送到小腸才會被活化。

胰液內含重碳酸鹽和一些水分，其中的重碳酸鹽可以中和一些胃酸，使得十二指腸黏膜不會受到酸的侵蝕，如果重碳酸鹽分泌失常，可能會造成十二指腸的潰瘍。當酸性的食糜到達小腸時，就會刺激小腸壁，使其分泌胰泌素(Secretin)釋放到血液中，經由血液的運送到達胰臟，刺激胰臟分泌胰液，此時胰液就會經由胰管到總膽管然後釋放到小腸中。

# 不可不知的腸胃功能失調症狀

　　很多人誤以為自己的腸胃健康，掉以輕心，致使腸胃道提早老化，影響身體健康。

　　來做個小測驗吧！看看自己有沒有患上腸胃病，希望藉由此小測驗，提高您對於消化功能的警覺，提早發現病灶，及早治療。

 ## 腸胃健康自我檢查小測驗

### 把總分加起來，測試你的腸胃健康

**Q1. 如果你有以下的症狀：胸口有灼熱感、胃痛、腹瀉、嘔吐、便祕、腹痛**

| | |
|---|---|
| 一個月至少一次，但一個禮拜不超過兩次 | 【加 20 分】 |
| 一個禮拜超過兩次 | 【加 50 分】 |
| 以上皆無 | 【加 0 分】 |

**Q2. 如果你有以下的症狀：胸口有灼熱感、胃痛、腹瀉、嘔吐、便祕、腹痛**

| | |
|---|---|
| 是否曾經令你消化不正常 | 【加 10 分】 |
| 使你避免特定的食物 | 【加 5 分】 |
| 當壓力來臨時，症狀加重 | 【加 5 分】 |
| 以上皆無 | 【加 0 分】 |

**Q3. 計算你的身體質量指數 Body Mass Index（BMI）**

| $\dfrac{體重(kg)}{身高(m)的平方}$ | 小於 18.5 | 【加 5 分】 |
|---|---|---|
| | 18.5~25 | 【加 0 分】 |
| | 25~30 | 【加 10 分】 |
| | 大於 30 | 【加 15 分】 |

**Q4. 使用藥物情況：**

| | 使用軟便劑 or 瀉藥 | 止瀉藥 | 止吐劑 | 胃藥 or 抗酸劑 | 止痛藥 阿斯匹林 |
|---|---|---|---|---|---|
| 兩、三個禮拜一次 | 【加5分】 | 【加5分】 | 【加5分】 | 【加5分】 | 【加5分】 |
| 一個禮拜一次或兩次 | 【加10分】 | 【加10分】 | 【加10分】 | 【加10分】 | 【加10分】 |
| 一個禮拜超過兩次 | 【加15分】 | 【加15分】 | 【加15分】 | 【加15分】 | 【加15分】 |
| 以上皆無 | | | | | 【加0分】 |

**Q5. 正常的情況下，通常你一天會吃：**

| | |
|---|---|
| 少於五分的水果或蔬菜 | 【加5分】 |
| 超過兩分的奶油、人造奶油、肥肉、炸物 | 【加5分】 |
| 少於兩分的牛奶、牛奶製品 | 【加5分】 |
| 超過兩分的甜點，例如：汽水、罐裝飲料、糖果、餅乾 | 【加5分】 |
| 一瓶或一瓶以上的酒 | 【加5分】 |
| 以上皆無 | 【加0分】 |

**Q6. 過去的一年，你是否在無意之中增加或失去超過2公斤**

| | |
|---|---|
| 有 | 【加10分】 |
| 沒有 | 【加0分】 |

**解答**

● **分數 0~15 分**

這樣的結果反映出你的消化系統是健康的，持續的保持良好的飲食習慣，將會幫助你維持健康的體重以及良好的消化功能。

● **分數 16~50 分**

普通，但在消化功能方面有進步的空間，如有不正常的體重減少以及腸胃藥物使用，顯示出腸胃系統的問題，應小心注意體重以及腸胃系統的變化。當有消化系統毛病加劇，如：嘔吐、腹瀉、便祕時，應當馬上就醫。

● **分數 51~100 分以上**

你必須立即重新調整生活習慣，以改進消化系統功能。消化系統的疾病、飲食攝取過多的低纖維食物、過高的體脂肪比將是一種警訊。應該要遵照醫師的建議，接受更健康的食物與生活習慣。

註：本測驗參考美國腸胃科協會(AGA)之胃腸健康調查表並酌加修改。

　　做完簡單的腸胃道小測驗，是否對自己腸胃健康，有些初步認識了呢？這些症狀都是腸胃道不適發出的小抗議，許多人通常吃吃止痛藥，不痛了就不予理會，長此以往，不單會引發腸胃道問題，更嚴重的還會影響全身健康，像是免疫系統衰退、肌膚粗糙、口臭、頭痛、血液循環變差、甚至提高罹患大腸癌的機率。不要小看食慾不振、燒心、呃逆、嘔吐、腹瀉這些症狀，這都不是偶發的，讓我們看看這些症狀背後造成的原因，及其可能演變的疾病，這可都是病魔來襲前的警訊哦！

 ## 食慾不振

| 類　別 | 說　　明 |
|---|---|
| **生理性** | 菸酒過度、運動不足，可能為過勞造成之病因。 |
| **心理性** | 神經性厭食症，多發生於18~25歲女性，發病主要病因為懼怕肥胖影響體型，開始主動控制飲食，逐漸食慾喪失，出現體重減輕、明顯下降。另外，精神創傷、精神分裂症也會引起嚴重食慾不振。 |
| **病理性** | 頑固性的食慾不振，見於活動性結核病、活動性肝炎、肝硬化、慢性萎縮性胃炎、腎上腺功能不全、尿毒症、發燒、低鈉血症、低血氯症、酸中毒、右心室衰竭引起消化系統充血、甲狀腺功能低下、嚴重貧血以及消化系統腫瘤，特別是胃癌、胰臟癌等。 |

註：對食物缺乏需求的慾望，嚴重食慾不振稱為厭食症。

## ✳ 燒心

指在劍突或胸骨下，燒灼或發熱的感覺，此為食道疾病的特徵。

| 類　別 | 說　明 |
|---|---|
| 器質性的疾病 | 反流性食道炎、消化性潰瘍、幽門梗阻、賁門手術後。 |
| 食道功能紊亂 | 進食過快、大量吞下空氣、精神緊張或晚期妊娠、甲狀腺功能低下、大量腹水使腹壓增加，引起食道下端括約肌障礙而發生燒心。 |

## ✳ 呃逆 (打嗝)

不自主的橫隔膜痙攣引起，呼吸肌收縮，收縮終了時聲帶突然關閉而發出聲音。正常人多在飽餐、飲酒過度、吸煙、精神緊張後發生，持續時間不等，若持續幾週不緩減，稱為頑固性呃逆，常隨器質性疾病發生。

| 類　別 | 說　明 |
|---|---|
| 局部疾病 | ❶ 中樞神經疾病：腦出血、腦腫瘤、中樞神經缺血或血栓等。<br>❷ 頸部及胸部疾病：大葉性肺炎、食道擴張、急性心肌梗塞、縱膈腔腫瘤刺激，或壓迫膈神經引起的橫隔膜痙攣。<br>❸ 腹部疾病：胃擴張、膈下膿腫、腫瘤、腹腔內出血等刺激橫隔膜所致。 |
| 全身性疾病 | 常見於尿毒症、低血鈉症、短效的巴比妥類安眠劑。若呃逆時間持續較久，或睡眠內乃不停止者，應仔細檢查，找出原因予以治療。 |

**噁心與嘔吐**

噁心是一種特殊的主觀感覺，將胃內容物經口吐出；輕度的噁心可有上腹部不適及脹滿感，對食物感到厭惡；嚴重的噁心伴有自主神經功能紊亂的表現，如：頭暈、頭痛、心律增快或減慢、血壓降低等；噁心時常伴有嘔吐，或噁心常為嘔吐的前驅症狀，或與嘔吐同時出現，但也可以單獨發生。

一、中樞神經系統引起噁心、嘔吐症狀：

| 類　　別 | 說　　　明 |
|---|---|
| 神經性嘔吐 | 其特點為病程較久，多見於年輕女性，反覆發作，飯後發生多次小量嘔吐，吐物為食物，常伴有噁心，多有神經性官能症狀，嘔吐的發生或加重，與精神及情緒因素有關。 |
| 顱壓增高 | 腦水腫、腦炎、腦膜炎等，均可引起顱壓升高而發生嘔吐，嘔吐呈噴射性且相當嚴重，不伴有噁心，但有劇烈頭痛。 |
| 第八對顱神經疾病 | 臨床常見美尼爾式症候群（Menieere Syndrom）多伴有眩暈、嘔吐加重、小腦後下動脈血栓形成，基底動脈血液循環不良症，均可發生眩暈及嘔吐。 |
| 內分泌疾病 | 甲狀腺危象、腎上腺危象、早期妊娠皆可產生噁心嘔吐。 |

二、其他器官疾病引起的反射性噁心、嘔吐症狀：

| 類　別 | 說　明 |
|---|---|
| 頭部器官疾病 | 封閉性青光眼，由於眼壓突然升高，經三叉神經的反射作用，引起噁心嘔吐，同時伴有劇烈頭痛與視力障礙。 |
| 胸部器官疾病 | 急性下壁心肌梗塞，引起頑固性的噁心嘔吐，同時伴有胸痛、胸悶、心悸、呼吸困難、出冷汗等。 |
| 胃及十二指腸疾病 | 急性胃炎可引起明顯的噁心嘔吐，同時伴有上腹痛或不舒服，但嘔吐後可緩解。 |
| 腸道疾病 | 急性腸炎、闌尾炎、小腸梗阻皆可引起噁心嘔吐。 |
| 膽道疾病 | 急慢性膽囊炎、膽結石，皆可引起噁心嘔吐，伴有右上腹痛及發冷發燒。 |
| 肝臟疾病 | 肝炎、肝硬化同時伴有黃膽。 |
| 胰臟疾病 | 急性胰臟炎時，發生噁心嘔吐同時伴有嚴重上腹痛，同時有發燒、黃膽及休克現象。 |
| 腹膜疾病 | 急性腹膜炎時，出現較重的噁心嘔吐，伴有嚴重腹痛。 |
| 尿路結石 | 腎絞痛發作時，會噁心嘔吐。 |

## ✻ 腹瀉

　　指排便次數多於平時，且糞便量增加，隨量增加，糞便變稀含有異常成分，譬如：未經消化食物、黏液、膿血及脫落的腸黏膜等，病程可分為急性及慢性兩種，病程少於２個月者為急性腹瀉，否則為慢性腹瀉。

| 類　別 | 說　明 |
|---|---|
| 滲出性腹瀉 | 因為炎症、潰瘍、腫瘤浸潤，病變部分的血管、淋巴、黏膜受到損害，局部血管通透性增加，蛋白、血液滲出及黏液分泌增加，進入腸道而發生腹瀉，分為感染性及非感染性兩種：<br>❶ 感染性腹瀉：常見有痢疾、慢性腸炎及腸結核。<br>❷ 非感染腹瀉：常見有炎症性腸病，結腸癌、缺血性結腸癌、菸酸缺乏症等。 |
| 滲透性腹瀉 | 因為水溶性物質吸收障礙，使腸腔內滲透壓增加，影響水的吸收，腸內容積增大，使腸管擴張，蠕動加速發生腹瀉，分為消化不良及吸收不良兩種：<br>❶ 消化不良：因胃、胰臟、肝膽系統引起的腹瀉，常見有：胃空腸吻合手術後、萎縮性胃炎、惡性貧血、慢性胰臟炎、晚期胰臟癌、迴腸切除手術後。<br>❷ 吸收不良：腸道吸收功能障礙，引起吸收不良綜合症狀，如：舌炎、口角炎、脂肪瀉、熱帶吸收不良綜合症。 |
| 腸系膜淋巴梗阻<br>（分泌型腹瀉） | 脂肪在腸內經消化，小腸黏膜吸收，進入腸系膜淋巴管時，由於各種原因引起梗阻，小腸淋巴液回流障礙，而發生脂肪瀉，如：腹腔淋巴瘤、淋巴肉瘤、何杰金病均可影響小腸淋巴液回流而發生脂肪瀉。<br>分泌性腹瀉主要發生在小腸，特別是空腸分泌大量電解質，續而增加水的分泌，致使腸腔內的容積增大，使腸蠕動加速腹瀉，分為感染性與非感染性兩種：<br>❶ 感染性腹瀉：常見有霍亂、治病性大腸桿菌、彎曲桿菌、及沙門菌屬等感染。<br>❷ 非感染性腹瀉：常見有心臟衰竭、肝硬化門靜脈壓升高、假載性細胞炎等。 |
| 腸道運動紊亂 | 腸蠕動增快，致使腸道吸收的物質不能被吸收引起腹瀉，常見有：神經性腹瀉、大腸激躁症、甲狀腺功能亢進。 |
| 小腸吸收面積減少 | 小腸大部分切除。 |

## ✳ 血便

指肛門排出血液，出血部分來自下消化道為主，包括空腸、迴腸、結腸、直腸及肛門出血。

| 類　　別 | 說　　明 |
|---|---|
| 小腸疾病 | 憩室、腫瘤、瘜肉、小腸結核、急性壞死性小腸炎等。 |
| 結腸及直腸疾病 | 細菌性痢疾、阿米巴痢疾、潰瘍性結腸炎、瘜肉、結腸癌等等。 |
| 肛門疾病 | 痔瘡、肛裂、肛瘻等。 |
| 全身性疾病 | 過敏性紫斑症、原發性血小板缺少症、瀰漫性血管內凝血症、尿毒症、傷寒、流行性出血熱等。 |

# Part 2 胃病與治療

胃食道逆流、胃炎、胃下垂、胃潰瘍、幽門梗阻……

各種常見胃部疾病需要做什麼檢查？

胃排空遲緩、螺旋桿菌感染、精神壓力，

與胃部疾病發生有何關聯性？

這些久治不癒的胃部疾病，

伴隨而來的疼痛、胸口燒灼、血便、腹瀉，

中西醫各有哪些診斷治療方式？能完全康復嗎？

經治療之後該如何做好自我保健，避免反覆發作？

# 消化不良

消化道的疾病對現代人來說，是非常普遍常見的，有30%~40%的人，都曾有過消化不良的情況發生。

### 發生原因＆症狀辨別

## 餐後腹痛為典型症狀

用餐飯後會有上腹部的不適感、嘔酸、心灼熱、上腹部疼痛、胃脹、噁心、嘔吐等，這些症狀通常是因為長期飲食習慣不正常，或因情緒起伏而產生。

一般典型的消化不良，醫師在檢查時排除其他相關危險症狀後，通常不需要再做其他進一步的檢查。如果有其他疑慮，可以使用胃部內視鏡，來排除腸胃道細胞有無惡化或不正常的現象。對於非典型的症狀，如：難

### 健康小常識

#### 「典型」與「非典型」消化不良

❊ 典型的消化不良症狀：餐後腹痛、疼痛有週期性、吃食物或制酸劑可減緩疼痛。

❊ 非典型的消化不良症狀：不侷限於只有上腹部的不適、疼痛、飽脹、噁心等，進食和吃制酸劑無法減緩疼痛。

以解釋的胸痛，則必須適當治療，若仍無改善的話，可以進行食道酸鹼值的檢測、食道壓力的檢測。以下分別就中、西醫診治方式做更進一步說明。

### 西醫診治

**腹部疼痛、燒灼感持續4週以上要小心！**

消化不良（希臘文 Dyspepsia ；拉丁文 Indigestion），醫學上通稱為「功能性消化不良」(Functional dyspepsia)。目前公認功能性消化不良的定義為：上腹部或胸腔疼痛、不適、有燒灼感及噁心嘔吐的現象，而無局部或全身其他器官發生疾病，持續4週以上者。

消化不良，可能只是一時不舒服，如果在消化道上沒有其他的病變或發炎，吃一些胃藥或者幫助消化的食物等，就可以舒緩；但是消化不良也可能隱藏許多消化系統的問題，像是胃食道逆流、消化性潰瘍、胃排空遲緩、膽囊或胰臟的疾病，甚至可能是癌症發生的前兆。

其發生的機制尚未明，但是許多學者發現消化不良和一些疾病有相關聯性，例如：膽囊機能不全、胰臟炎、螺旋桿菌感染、精神功能紊亂、慢性胃炎、胃食道逆流、胃運動功能障礙，及傳入神經的過度敏感等，都可能造成消化不良。所以消化不良不是一種疾病，而是腸胃功能出現異常的一種症狀；有時候也可能是心理因

素所造成的。診斷時朝以下幾個方向尋找病因：

## 1. 胃食道逆流

因為下食道擴約肌的張力下降，造成食物跟胃酸從胃中跑到食道。因為胃酸為強酸，而食道沒有黏膜保護，所以會有心灼熱（胸口燒灼感），消化不良的感覺。

## 2. 胃運動功能障礙

25％~50％的功能性消化不良的病患，有胃排空遲緩的現象，胃基部的異常鬆弛可導致胃脹氣、飽脹感、噁心和易飽等腸胃不適的症狀，不過兩者的相關性，目前還不是很明確。

## 3. 內臟傳入神經過度敏感

胃感覺功能異常也會導致功能性消化不良，內臟傳入神經過度敏感，最早發現於腸躁症的患者，這些患者對於直腸腔充氣的感覺敏感度增高，容易感到不適。

## 4. 心理因素

已經發現心理因素跟腸胃疾病有很大的關係，消化不良的病人中，多數有焦慮跟神經質的特質，睡眠品質差，注意力難集中。

有消化不良的情況發生，需要請醫生幫忙檢查，看看消化道有沒有細胞的病變，或者其他器官發生疾病，以免耽誤疾病的治療。除了調整飲食習慣，並應學會適度抒發情緒，減輕身心壓力，給予適量藥物緩衝。若為

器官機能障礙性的消化不良，則一定要對症下藥才會有
所改善，聽從醫師給予的藥物服用，不要自行亂服藥。

## 消化不良症狀檢查與判斷流程

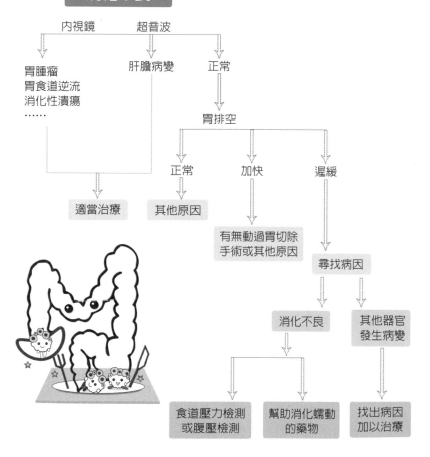

## 中醫診治
### 脾虛為基本病機

消化不良，中醫認為是「痞滿」、「胃脹」、「嘈雜」等症狀的範圍，臨床表現包括上腹脹滿、早飽、噯氣、噁心、嘔吐、噁酸、燒心、厭食等胃部範圍之症狀；是一種上腹部壅塞、滿悶、不舒服，但是觸之不痛的病症。痞塞、滿、悶，是本病的特徵，主要引起原因為：

### 1. 先天體質，腸胃虛弱

因為勞傷過度，食不定時或大病久未癒，延及腸胃耗損，以致消化力差，食物滯留腸胃，而出現脹滿。

### 2. 飲食不節制

因為飲食不節制，使食滯胃腸不易消化，或因年老胃衰不易運行、阻塞氣機，而致痞滿吐酸、打嗝等症。

### 3. 多食辛燥飲食，胃失調和

會讓食物滯留在胃中，造成食滯胃中，不消化而發熱，出現痞滿、燒心等症。

### 4. 嗜酒抽煙

抽煙及喝酒過多，是會損傷腸胃的，而吃太多油膩調味重的飲食，會阻礙胃腸的消化，而致胃部嘈雜感、噁心、泛酸。

### 5. 久患胃病而食辛辣生冷的食物

胃部寒熱雜投，使消化失調，而致胃脘（胃內部）脹

氣、泛酸、噁心及腹瀉、便祕。

## 6. 胃腸病日久不癒

原本已有腸胃疾病，加上過食辛辣燥烈食物，嗜酒抽煙，導致虛火內盛，消化失序，出現胃嘈雜感。

## 7. 心情不舒暢

久鬱傷肝犯胃，胃失調和，致消化不良，而出現噯氣、痞滿症狀。

總之，本病多因飲食、勞倦、情志不抒所致，尤其現代生活日趨緊張，各種壓力逐漸增加，久思抑鬱，損傷脾胃，形成食積，飲食過量，營養過剩，都會傷及腸胃，出現上腹部脹滿，反酸、噯氣，甚則嘔吐、腹瀉等現象，故本病的病位在胃，累及肝脾兩臟，以脾虛為基本病機。中醫臨床辨證表現為「虛實相間，寒熱錯雜」。

---

### 健 康 小 常 識

### 痞塞、痞滿、嘈雜、噯氣

* 痞：「痞塞」指在胃部有食積感，「痞滿」為下胸部有悶脹感，像有重物壓著。

* 嘈雜：指胃部有脹熱感。

* 噯氣：即噫氣，指氣從胃中上逆，冒出有聲，且其聲冗長，大多因脾胃虛弱，胃中夾氣、食、痰、火，胃氣上逆所造成。也有因肺氣不降而噯者，通常有腐臭味。

日常生活預防與調護
## ✳ 胃腸是精神之鏡

胃腸運動或消化液的分泌，都是靠自律神經來支配，自律神經與腦之間有密切的關係，因此精神活動或情感變化，對腸胃活動有重大影響。

如果是胃食道逆流所造成，要注意避免高脂肪性或含酒精和咖啡因的食物及飲料，忌食巧克力、薄荷或薄荷油，避免抽煙和吃太酸、太辣的食物；吃飽飯不要馬上躺下休息或穿太緊的衣服。胃功能運動障礙所造成的消化不良，應注意均衡飲食，定時、定量，進食時避免緊張的情緒用餐後稍做休息。

長期腦力活動，缺乏休息與調節，進而使內臟功能失調，出現腸胃分泌功能的紊亂，腸胃的運轉消化和營養補給等調節的失衡，此時應注意多讓腦部休息，使胃部可以調節恢復正常。

現在的人因為生活緊張，工作繁忙，所以吃飯的時候也很匆忙，這樣就很可能造成消化不良，所以最重要的是，吃飯時能夠平心靜氣的吃，且三餐定時定量。

穴位按摩 DIY
## ✳ 消化不良的穴位按摩

◆穴位：巨闕（手掌接於胃脘部，肚臍與上腹部中間）。

- ◆ 力道：中／刺激度約２公斤。
- ◆ 節奏：中／刺激６秒；休息６秒。
- ◆ 時間：１０分鐘。
- ◆ 說明：手掌接於胃脘部（肚臍與上腹部中間地帶），順時針按摩２０次，逆時針按摩２０次；每日起床及睡前各做一次，以促進消化，通暢氣機。

---

健 康 小 常 識

## 穴位按摩３大施力原則

　　按摩穴位的力道不宜過重，感覺有一點酸痛即可，用力過度或施力時間過長，造成瘀青、皮下出血、疼痛，反而會招致反效果。

❈ **力道**：強：刺激度約３公斤，受刺激的穴位有酸、脹、麻的感覺，受壓穴位明顯凹陷。

　　　　　中：刺激度約２公斤，受刺激的穴位有酸痛感覺，受壓穴位明顯凹陷。

　　　　　弱：刺激度約１公斤，受刺激的穴位有壓力感覺，受壓穴位凹陷。

❈ **節奏**：長：指按壓９秒鐘，休息９秒鐘。

　　　　　中：指按壓６秒鐘，休息６秒鐘。

　　　　　短：指按壓３秒鐘，休息３秒鐘。

❈ **時間**：長：約15分鐘。

　　　　　中：約10分鐘。

　　　　　短：約5分鐘。

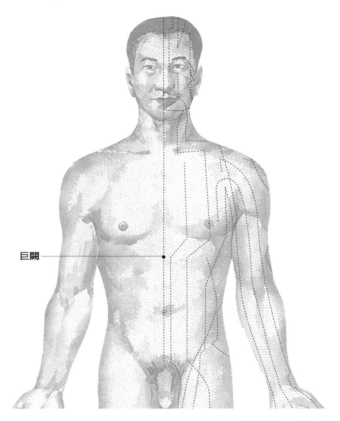

巨闕————

《 消化不良按摩穴位 》

### 醫師的叮嚀

❋ 飲食有規律，勿暴飲暴食及冰冷的飲料。
❋ 力戒煙酒以及生熱（上火）傷陰（津液）。
❋ 保持心情的愉快，以免氣鬱滯，消化下降。
❋ 生活規律，起居有常，三餐定時定量。

# 胃食道逆流

胃食道逆流病（Gastroesophageal reflex disease,GERD）在美國是常見的疾病，約有25%~35%的美國人有這種情形，其中有7%的人，天天感受到食物從胃或十二指腸中反流至食道，有的甚至嚴重影響日常生活；美國花費在食道逆流的診治費用，居醫藥消費的第三位。

在台灣發病的人也有日漸增加的趨勢，可能跟飲食習慣的西化，和食用下食道擴約肌鬆弛的食物、藥物增加所造成。此疾病的發生人數愈來愈多，所以為現代消化疾病研究的焦點。

**發生原因＆症狀辨別**
## 心灼熱、胸痛，平躺時情況加劇

下食道括約肌不能發揮正常功能，會不自主的鬆開或張力下降，使胃和十二指腸的內容物反流入食道，長時間逆流即會造成食道發炎或食道癌等疾病。人群中的發病率為5%~10%，以40~60歲的中老年人較為常見。在臨床上患者會有心灼熱（火燒心；Heartburn）、胸痛、打嗝、食道痙攣、吞嚥困難、咳嗽、氣喘、喉炎、

聲音沙啞等症狀，平躺的時候情況會加劇。

目前西醫有許多方法，可用來診斷出胃食道逆流疾病，如：上消化道的 X 光片，即可用來確認此疾病。更精密的方法則是利用內視鏡，這種方法可使得醫師直接看到真實的食道。

有些醫院及診所採用一種連續 24 小時的酸性檢測，這種方法是檢測胃酸的強度，病人必須吞下一個由電池推動的紀錄器，但檢測期間病人仍可進行正常活動，包括睡眠在內。別的測試如：食道蠕動檢驗亦可進行，此檢驗的目的係測量食物通過食道的狀況，及食道排空的能力。

### 西醫診治
## 下食道括約肌屏障功能下降

胃食道逆流是一種上消化道動力障礙，引起胃內容物經常性反流，導致一系列的慢性症狀，和食道黏膜損傷的疾病。

在胃跟食道之間有一個下食道括約肌，為防止胃裡的食物和胃酸逆流；在正常的情況下，胃的內容物是不會向食道內逆流的，但是在某些狀況下，例如：年紀大、壓力、慢性消化道的病變、肥胖等原因，都會使下食道括約肌抗逆流的屏障功能下降，使得胃酸及酵素逆

流至食道。

雖然並非所有胃食道逆流的病人，都有黏膜的損傷，不過還是有少數人，發展成食道潰瘍或食道的上皮黏膜細胞病變，最後演變成食道癌。

當有食物及胃酸逆流的情形時，正常的生理反應是出現原發性的蠕動，使食物跟胃酸不會逆流，但是胃食道逆流的病人，這種生理反應功能降低，所以無法阻止逆流的發生。詳細因素分點述說如下：

### 1. 食道裂孔疝氣

食道裂孔疝氣是一種橫膈疝氣（腹腔內的臟器，經過橫膈進入到胸腔中），下食道括約肌進入到胸腔中，下食道括約肌無法發揮功能，造成逆流。

### 2. 原發性下食道括約肌閉鎖不全

此種狀況常發生於老年人，經過各種方法的檢驗，但就是找不出發生的原因，即稱為原發性的下食道括約肌閉鎖不全，可能是老年人的結締組織鬆弛所導致。

### 3. 嘔吐

有一些情況會讓賁門（胃跟食道接界的括約肌結構）常處於開放的狀態，例如：麻醉後、插鼻胃管、長期的打嗝和昏迷，都會使胃液逆流至食道，腐蝕食道的黏膜。

### 4. 懷孕

發生在懷孕的後期，因為胎兒愈來愈大，腹腔的壓

力增加，食道裂孔疝氣的發生率也會增加，因而造成食道逆流。

### 5. 手術

因為消化道的手術，破壞了下食道括約肌的功能；例如：食道的手術、迷走神經的切除、胃食道接合術。

### 6. 肥胖

因為肥胖，造成腹壓的增加，引發食道逆流的機率會增加。

### 7. 先天性的畸形

先天的下食道括約肌發育不全、食道較短或食道裂孔疝氣。

### 8. 服用藥物

像是薄荷、薄荷油、高脂肪的食物、含酒精及咖啡因的飲料，除此之外，為防止食道逆流，吃飽飯要避免躺著及穿太緊的衣服。

患者有火燒心的感覺，是因為酸刺激食道黏膜上皮感覺神經所引起（嚴重食道炎的病人無火燒心的症狀），而反胃是因為胃或食道的內容物在腹部收縮時，毫不費力逆流到咽部，有時會有膽汁一起逆流。吞嚥困難是由於食道黏膜的炎症反應刺激，使食道痙攣產生輕度間斷性吞嚥困難。因為胃酸和食物逆流，使喉嚨感到不適，所以伴有喉嚨痛或喉嚨發炎的情況。

中醫診治

## ✱ 脾失健運，胃氣逆上

胃食道逆流病致病機轉在中醫看來，有以下幾種情形所導致：情志所傷，肝鬱犯胃，膽肝不合而致。飲食不節，脾失健運，痰濕痰熱使胃氣逆上。氣滯淤血，鬱火傷陰，虛實夾雜，由實轉虛，脾胃虛弱，病情遷延難癒。依中醫的辨證分型觀點，將胃食道逆流病幾種原因，分點詳細說明如下：

### 1. 肝胃不和

情志不遂而致胃部脹滿，兩刃肋疼痛，飲悶腹脹，噯氣頻繁，泛酸呃逆，食慾不振，大便不暢，舌苔薄白，弦脈。肝胃不和症見於急性發作期，治療方法為舒肝理氣，和胃降逆，中醫常用方劑為「柴胡舒肝散」，本證病情變化與情志不抒有關，應注意疏肝和胃，情志調理。

### 2. 肝鬱化熱

心口燒灼，口苦咽乾，呃逆，胃脘脹滿；進食後，胸骨疼痛、大便乾燥，舌苔黃膩，脈弦數。此證多見於急性期，主要治法為舒肝清熱，常使用「加味消遙散」來治療，本證易傷陰，導致胃陰不足，宜益胃養陰。

### 3. 脾虛胃熱

因受涼或食生冷食物，導致胃隱隱作痛，泛吐酸

水，倦怠乏力，食慾不振，手足不溫，大便稀而多水，舌苔白膩，脈細弱或緩。此證常見於慢性胃食道逆流急性發作期，主因是需要健脾清胃，使用【半夏瀉心湯】加味來治療，此病需要觀察，才會知道下一步的治療方法，若向熱證發展易傷陰化燥，若向虛寒發展，則易為脾胃虛寒。

### 4. 氣虛血瘀

胸後骨或心窩部壓痛，口乾舌燥，吞嚥困難，食慾不振，形體消瘦，舌質淡黯，舌邊有瘀點，脈沉。此證見於胃食道逆流重症期，需用益氣補血，化瘀散結的方法，用藥為【血府逐瘀湯】加減。此證要注意，因為病情頑固，反覆發作，胸骨後燒灼感不易清除，與胃脘病交雜在一起，虛實夾雜，要加強辨證用藥。

### 5. 脾虛氣滯

燒心、胸骨後或心窩部疼痛，反酸吐清水，噯氣則舒，胃脘隱痛，大便稀，食慾不振，脈沉弦或弦細。此證見於急性或慢性的緩解期，需用健脾理氣的方法來治療，使用【丁香柿蒂】加味。本證易與肝鬱氣滯相混雜，治療時宜辨證選方。

胃食道逆流是一種慢性且復發性高的疾病，發展緩慢，症狀輕重交替，多數藥物治療有滿意的療效。大多能減輕或消除症狀及其併發症、防止復發。可給予【香

砂六君子湯】以和胃健脾，酌加理氣降逆藥，服用一週
後，再加以【甘露飲】清胃熱滋養胃陰。

## ＊ 睡時將枕頭抬高20~30公分，促進食管排空

　　胃食道逆流是極個人化的疾病，只有確實的讓醫師
瞭解您的生活是如何遭受病情的影響，醫師方能有效協
助您解決它。

　　平常應忌口，忌食辛辣、油炸及刺激性的食物，防
止體型肥胖。夜間睡前最好不
要進食，以清淡易消化
的固體食物為主。睡
眠時將枕頭抬高
20~30公分，以減少
反流，促進食管排
空。注意情緒平和，
心情開朗，充分發揮內
心的主觀積極。平時
加強身體鍛鍊，打
太極拳，練氣功等
有益身心的運動，使
全身氣血暢通。

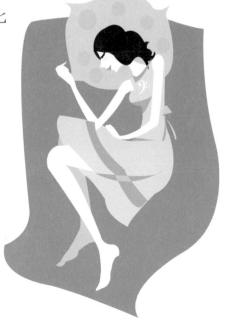

穴位按摩 DIY

## ✳ 胃食道逆流的穴位按摩

◆穴位：中脘、關元、氣海。

◆力道：弱／刺激度約１公斤。

◆節奏：長／按壓９秒鐘，休息９秒鐘。

◆時間：１０分鐘。

◆說明：選用推揉或點按中脘、關元、氣海穴位，
約１０分鐘，力道以輕點即可。

---

### 健康小常識　　胃食道逆流造成的慢性咳嗽

　　咳嗽是最常見的呼吸道症狀，但這個容易被忽略的症狀持續，也可能是胃食道逆流疾病造成的。胃食道逆流疾病是由於食道黏膜受到刺激或胃液吸入氣管，造成嚴重的咳嗽，特別是在患者躺下休息時常見；所以如果慢性咳嗽一直未治癒千萬輕忽不得，病人必須進一步檢查，是否罹患了胃食道逆流疾病！

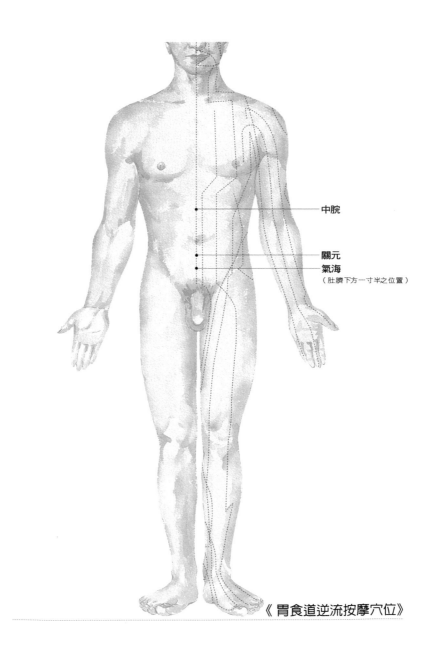

中脘

關元
氣海
（肚臍下方一寸半之位置）

《胃食道逆流按摩穴位》

# 急性胃炎

現代人工作忙碌，飲食不正常，或偏好辛辣、刺激性的食物及過量的飲酒，這些行為其實對胃的黏膜傷害很大，導致發炎的狀況而不自知。

胃黏膜的發炎症狀，我們都稱為胃炎；胃炎通常分為兩種：急性胃炎和慢性胃炎，兩者發生的原因有些不同，所以分兩個篇章來談，在這裡我們先談急性胃炎。

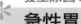

**發生原因 & 症狀辨別**

## 急性胃炎多由飲食不當引起

「急性胃炎」大部分都是突發性的，常見的症狀有上腹部疼痛，其疼痛並不像消化性潰瘍有節奏性，其痛包含：脹痛、刺痛、隱痛、灼痛，通常又激烈又快，甚而引起噁心、嘔吐，嘔吐物多為胃液及食物殘渣等。輕微者在胃壁黏膜表層，出現紅腫或是糜爛。

引起原因主要是食入刺激性的物質，例如：辛辣、腐敗的食物、重金屬、被細菌污染的食物，過量飲酒或是藥物，都是導致急性胃炎發生的原因。

其他如食入強酸、強鹼，直接腐蝕胃黏膜造成損

傷，大面積的燒燙傷或腦血管疾病，各種器官的多重衰竭，過敏等等，也會造成急性胃炎的發生。近期若食入含有物理或化學的刺激物質，或含有細菌毒素的食物，通常於24小時內即會發病。

急性胃炎診斷，可透過胃鏡檢查及實驗檢查。急性胃炎在胃鏡下，主要呈現出胃黏膜的充血、水腫，表面有片狀、滲出物和黏液，黏膜上有散狀的出血點。

實驗檢查根據的原理是，急性胃炎在急性期時，白血球及嗜中性白血球指數會升高，透過實驗室檢驗白血球指數，可做為急性胃炎判讀參考。

急性胃炎若能夠接受適當的飲食及藥物治療，在3、4天後胃黏膜都能夠再生而完全痊癒。

**西醫診治**

## ＊胃黏膜受病菌感染或藥物過敏

最常見的急性胃炎的原因，為感染所造成，有時候並不侷限於只有胃部的發炎，腸道和食道也有可能會一起發炎。

胃炎的發生，主要是因為胃黏膜受損，導致黏膜產生發炎的狀況。通常有以下幾種情況：

### 1. 吃入刺激性食物或重金屬

如辛辣或是調味過濃的食物，引發胃黏膜的刺激，

使腹部有灼熱的感覺（辣覺，其實是一種痛覺，他會傷害黏膜細胞）；食入重金屬，也會導致急性的胃炎，例如：汞、砷、鎘，都會有腹痛、下痢的症狀，此時胃炎的治療，就是要除去致病的物質。

其實人體自己有這樣的自癒功能，所以發生胃炎的時候，會有腹瀉、嘔吐的症狀，目的就是把刺激物質排出體外，減少刺激，使黏膜恢復正常的功能。

### 2. 藥物引起

藥物也會使胃黏膜發炎，有人吃藥會覺得胃不舒服，比如吃阿斯匹靈，會減低胃黏膜的屏障，使胃黏膜自我保護機制下降，引發胃炎的發生，另外像是非固醇類的消炎藥、心臟病的藥物（如強心劑、毛地黃）、水楊酸、鐵劑等，都有可能造成急性胃炎。

如果是誤食藥物，要進行洗胃、催吐或給予解毒劑來減少刺激。飲酒過量，使胃黏膜充血水腫，而發生胃炎，可以給予氫離子阻斷劑來減緩腹痛的情形，當然還是要讓醫生觀察要使用哪種藥物較好，不要隨意買胃藥來吃。

### 3. 過敏引起

過敏性的胃炎，為過敏疾病發生在胃部，會有食慾不振、上腹部疼痛，並伴隨著過敏的症狀，如：蕁麻疹、神經性水腫等等，可以利用藥物獲得改善。

### 4. 嚴重創傷引起

急性胃炎發生原因非常多元，嚴重的創傷、燒燙傷、大手術、腦血管疾病等，引起嚴重的刺激反應，使胃黏膜產生糜爛或潰瘍而急性發炎。

### * 中醫診治
## 肝氣鬱結造成脾失調

就中醫的觀點而言，胃部是屬於脾的系統，也就是說脾的功能失調，就會造成胃部疾病；而造成脾失調是因為肝氣鬱結所致，造成肝氣鬱結的原因，則是心情不好、情緒不穩定所導致。

## 肝、脾、胃關係圖

**消化不良，胃氣上逆，上腹部飽脹，胃口差**

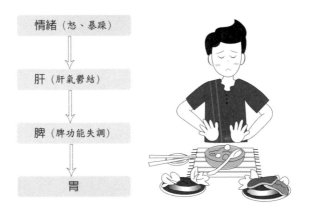

情緒（怒、暴躁）

↓

肝（肝氣鬱結）

↓

脾（脾功能失調）

↓

胃

　　胃炎在中醫認為：「胃腸以通降為順，若胃收納腐熟水穀之功能失常，則胃之氣血淤滯不通，不通則痛。胃氣上逆、噁心泛酸、和降不利，則受納不行，故納差、厭食，上腹飽漲」。

　　上段文字的意思是：以正常生理而言，胃部蠕動為往下的運動，當胃部功能失調，無法消化食糜時，會造成胃部的氣血不順，伴有噯氣、噁心、泛酸、消化不良、胃口差、上腹部飽脹的情形發生。

　　急性胃炎相當於中醫學的「胃脘痛」、「嘔吐」等範疇，有下列因素所造成：

## 1. 外邪傷中

外在因素損傷胃部。

## 2. 濕邪內侵

因熱貪涼或冒雨涉水、久居溼地，濕邪內侵、脾胃受困，導致胃失消化機能而致病。

## 3. 飲食失節

飢飽無常，暴飲暴食，損傷脾胃；食生冷瓜果、恣飲酒漿，嗜食辛辣厚味，皆導致脾胃受損，氣機失和而致病。

## 4. 氣機阻滯

憂思惱怒，氣鬱傷肝，肝失疏泄（肝功能失調和膽汁分泌失調）。

### 5. 胃失濡養

勞累過度，久病不癒，損傷脾胃，使胃部的血液循環不良，而隱隱灼痛。

### 6. 久痛入絡

肝氣鬱結日久，胃的經絡不順，致淤血內停，一按就痛且位置固定不移。

---

**健 康 小 常 識**　　　中醫的「濕邪」是什麼意思？

❈ 「氣」：在中醫裡有很多解釋，此處指肝氣，即肝之機能。

❈ 「濕邪」：濕屬於陰邪，性黏膩、重濁，會阻礙氣的活動、妨礙氣的運化，內阻腸胃，容易有食慾不振、腹瀉、胸悶不順。

---

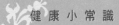 日常生活預防與調護

## 胃炎急性期應禁食 24~48 小時

作息規律正常，注意腹部的保暖。在急性胃炎的急性期，應禁食 24~48 小時，讓胃部得到休息，可補充電解質和水分。嘔吐明顯者，除禁食之外，應採側姿，注意觀察嘔吐物的型態和量。在禁食 24~48 小時後，可以循序漸進依耐受度，由軟質再恢復到正常飲食。

### 禁食後應循序漸進恢復飲食

| 清流質飲食 | ⇒ | 半流質飲食 | ⇒ | 軟質飲食 | ⇒ | 正常飲食 |
|---|---|---|---|---|---|---|

忌食牛奶，恢復正常飲食後，仍要注意不要過度飲食，以免造成病情的反覆。

## ▌飲食型態說明

| 飲食型態 | 說　　明 |
|---|---|
| **清流質飲食** | 果凍、汽水、去油的清湯、米湯、過濾的果汁、清冰等等。 |
| **半流質飲食** | 將固體經過絞細或剁碎等方式，加在液體中的飲食，如稀飯、河粉湯。 |
| **軟質飲食** | 給予質地比較軟，不含粗纖維的飲食，如吃饅頭。 |

穴位按摩 DIY
## ✱ 急性胃炎的穴位按摩

- ◆穴位：足三里、中脘、內關、公孫、太衝。
- ◆力道：強／刺激度約３公斤。
- ◆節奏：長／按壓９秒鐘，休息９秒鐘。
- ◆時間：１０分鐘。
- ◆說明：如欲嘔吐，可按壓足三里、中脘、內關、公孫；如有泛酸，加太衝。約１０分鐘按壓，力道以酸脹即可。

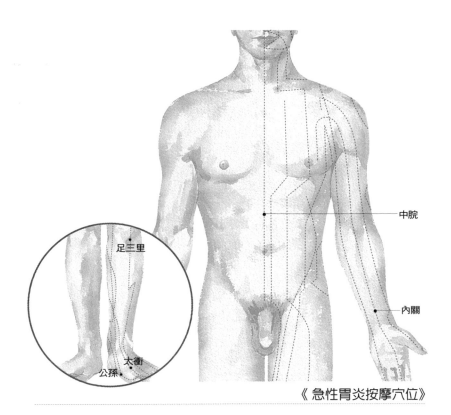

足三里

中脘

內關

太衝
公孫

《急性胃炎按摩穴位》

醫師的叮嚀

　　飲食適度適量，以寧稀勿濃，寧淡勿膩為原則，忌食辛辣、油膩刺激之品，使腸胃充分休息，以便早日恢復。一般而言此病病程短，適當治療後，飲食調整，可在短期內痊癒；但也有部分患者，經過急性胃炎，轉為慢性胃炎，故急性胃炎，應及時就診治療，病情痊癒後，必須調整飲食，以鞏固療效。

# 慢性胃炎

　　大家對急性胃炎的典型印象，就是吃壞肚子然後腹瀉，急性胃炎處理不當，會變成慢性胃炎。慢性胃炎患者，胃黏膜對酸的抵抗力改變，且是長期緩慢造成組織黏膜受損。

### 發生原因 & 症狀辨別
## ＊ 慢性胃炎是一種老化的表徵

　　在臨床上，雖然「慢性胃炎」的症狀及表徵與「急性胃炎」相去不遠，都有進食後消化不良、腹部飽漲的現象，或是有疼痛、噯氣、泛酸等現象，但慢性胃炎的臨床表徵較為持續而溫和些。除此之外，「慢性胃炎」與「急性胃炎」在病理組織表現上是迥然不同的。慢性胃炎的胃腺體呈現萎縮或消失，並逐漸被其他纖維結締組織所取代。因此，在內視鏡下可以發現，慢性胃炎的黏膜下，有類似蜘蛛網狀的血管叢，或者凹凸不平的胃壁。

　　事實上，慢性胃炎亦算是一種老化的表徵，有些學者認為，由於個體免疫系統發生失調或障礙，胃腺體被相對應的自我抗體所破壞，因而導致病變。在臨床上，

慢性胃炎可分為「慢性淺性胃炎」、「局部性萎縮胃炎」以及「胃萎縮」。

檢查時通常以內視鏡，檢查胃黏膜有無慢性炎症的現象，或利用腹部超音波，用以排除膽囊疾病、慢性肝病及胰臟等疾病。除此之外還應施以病理組織切片，檢查有無胃部幽門桿菌的感染。

**西醫診治**

## 幽門螺旋桿菌感染是重要因素

慢性胃炎的發生是各種因素作用而產生，使胃部發生慢性炎症的病變或萎縮性的病變，發生原因可歸類為以下幾種：

### 1. 藥物與長期飲食習慣不良

服用非固醇類的消炎藥物，長期飲食習慣不良，吃過冷、過熱、過辣的食物，愛喝濃茶。當然每個人耐受程度不同，也有人長期吃辣，沒有出現問題。

長期抽菸酗酒，也會導致慢性胃炎。香菸中的菸草酸，會直接傷害胃黏膜，長期酗酒會破壞胃黏膜的屏障，使胃黏膜損傷，而酒精會刺激胃酸分泌，更加重對黏膜的傷害。

### 2. 胃幽門閉鎖不全

當胃幽門閉鎖不全時，會造成十二指腸內的食糜逆

流。食糜在十二指腸中偏鹼性（因為含有其他消化液，例如：胰液、膽汁、十二指腸液），所以當食糜逆流時，會造成胃壁的損傷導致發炎。牙齦、扁桃腺、鼻竇等病灶的細菌，也有可能跑到胃部，造成胃部的慢性發炎。

### 3. 年齡增長、器官老化

慢性胃炎跟年齡也有相關，隨著年齡的增長，罹患慢性胃炎的機率會增加，可能因為老化，使胃黏膜血管硬化。早期表現的是「慢性表淺性胃炎」，發炎部分侷限於黏膜表面的固有層，有水腫的現象及發炎細胞的浸潤，胃部黏液分泌減少，胃腺的有絲分裂也減少，進展成為「萎縮性的胃炎」。發炎的情形往黏膜更深處擴展，胃腺被破壞、變形，最後造成胃腺萎縮、消失。

### 4. 慢性萎縮性的胃炎

慢性萎縮性的胃炎，分為Ａ型、Ｂ型還有ＡＢ型。

---

**健 康 小 常 識**

**什麼是細胞浸潤？**

「浸潤」是指當人體有細菌入侵，會造成發炎反應，而使得白血球或免疫淋巴球（發炎細胞），集中到人體被細菌侵入的部位，攻擊細菌，所以會有發炎細胞浸潤的現象。當胃腺的有絲分裂減少，則胃腺細胞的生成就會減少，使得胃腺漸漸萎縮。

　　Ａ型的胃炎為胃體病變，和自體免疫有關係；Ｂ型則和胃竇病變、幽門桿菌感染有關；ＡＢ型為胃體和胃竇都有發病的狀況，可稱為ＡＢ混合型胃炎。

　　　Ａ型是較少見的類型，此型胃炎伴隨有抗壁細胞的抗體，因此也稱為免疫型胃炎。

　　　在Ａ型胃炎病人的胃壁組織中，可以檢測到有抗壁細胞的抗體。

　　　一般正常人體的免疫反應，不會攻擊正常的細胞，但是免疫功能有問題的人，自己的免疫細胞不去消滅外來的細菌病毒，反而攻擊自己的器官，所以有抗壁細胞抗體的人，胃壁細胞會遭受到自己免疫細胞的攻擊，而導致發炎。

　　　惡性貧血也會導致免疫功能失常。造成惡性貧血的原因，是因為缺乏維生素 $B_{12}$，或是缺乏內在因子（由胃壁細胞分泌，幫助人體吸收維生素 $B_{12}$），所以當胃壁細胞遭受到攻擊，無法分泌內在因子，就會發生惡性貧血。胃發炎會出現高胃泌素，及胃酸分泌減少的現象，高胃泌素的作用會使細胞不正常增生，導致胃部的腫瘤，產生癌變。

　　　Ｂ型的胃炎，為較常見的慢性萎縮性胃炎，幽門桿菌感染為致病的原因；發病的程度和感染幽門螺旋桿菌的數目是成正相關的。也有學者認為其為胃竇發炎引起的胃炎，到後期發展成全胃的發炎，不過病程需要

15~20 年。年齡愈大者，愈容易發生Ｂ型胃炎，根據研
究顯示，70歲的人，百分之百患有此病；不過隨著醫
學的進步，對於幽門螺旋桿菌的根除頗有成效，所以發
病的情形有下降的趨勢，但如果沒有好好治療此型胃
炎，有發生胃腺癌的可能性。

## 胃炎與胃癌關係圖

翻自 Harrison′s principle of internal medicine

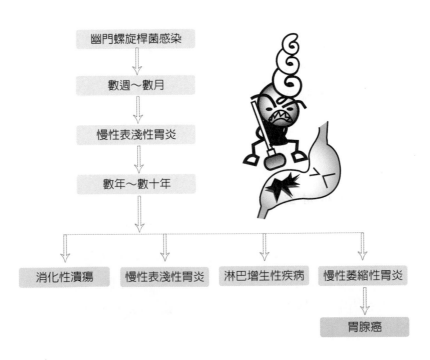

中醫診治

# 氣機不暢、腸胃虛弱

中醫認為本病發生，主要與飲食和情志、感受、腸胃虛弱有關係。

## 1. 飲食因素

飲食不節制，常食用烈酒、辛辣之品等；損傷腸胃，熱傷胃腸，氣機不暢，胃失和降，痞滿疼痛。

## 2. 情志因素

惱怒傷肝氣，胃氣受損，或憂思傷脾，脾失健達，胃失和降，乃胃痞、胃痛。

## 3. 感受邪氣

揚濕邪、熱邪隨口入，侵犯脾胃，運化失職，氣機不暢，胃失和降致痞滿疼痛。

## 4. 胃失和降

脾胃虛弱，或年高體衰，致氣滯血瘀，痞滿疼痛。

---

健 康 小 常 識

### 「邪氣」與「氣滯」

中醫的「邪氣」，指的是不好的環境或細菌病毒等會造成疾病的因子。「氣滯」為臟腑、經絡之氣阻滯不暢，通常因飲食邪氣或七情鬱結所致，也有因體弱氣虛不運而引起，會隨所滯之臟腑、經絡而出現不同症狀。

日常生活預防與調護

## 每一年至少接受一次定期檢查

　　做好口腔及咽部慢性炎症的治療，注意藥物的副作用，減少胃黏膜損傷。對重症胃炎及萎縮性胃炎患者，每一年至少接受一次定期檢查，來防止發生癌變的可能，早期發現，早期治療。適當的休息，宜避免過度的勞累，減輕大腦高緊張的狀態。

　　飲食宜選擇少刺激性及易消化的食物，少食生冷辛辣的調味和食材；忌濃茶、菸酒。在空腹時盡量避免食用刺激胃酸分泌的食物如：甜點、甜湯、咖啡以及口味重的食物；此外，某些容易產氣的食物如：豆類及其製品、高麗菜、蘿蔔、玉米、地瓜以及洋蔥則不要一時間大量食用。

穴位按摩 DIY

## 慢性胃炎的穴位按摩

- ◆穴位：背俞穴、左側手掌魚際穴。
- ◆力道：強／刺激度約 3 公斤。
- ◆節奏：長／按壓 9 秒鐘，休息 9 秒鐘。
- ◆時間：按揉至胃部疼痛減輕為止。
- ◆說明：患者俯臥，用按揉法在胸椎第 6~12 旁兩側，背俞穴按揉。在左側手掌循大魚際區

操作，此處為手部脾胃表區，可減緩胃部
的疼痛，按揉約至疼痛為止。

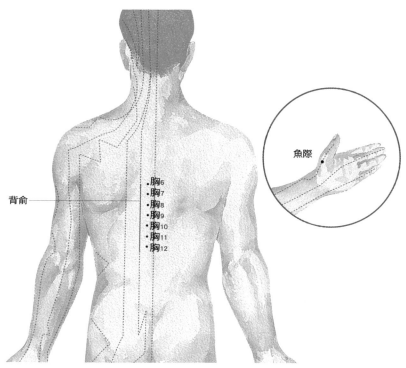

背俞

胸6
胸7
胸8
胸9
胸10
胸11
胸12

魚際

《慢性胃炎按摩穴位》

## 醫師的叮嚀

定期篩檢，以免病情加重，產生癌變；早期發現，早期
治療。口腔、鼻腔的炎症，要好好處理，以免細菌侵入人
體，造成胃部的發炎。

# 胃下垂

在臨床上，胃下垂並不少見，其原因不明，有人認為和重力有關，也有人認為和胃部的肌肉張力減退、橫膈肌鬆弛有關係。

## 臟器下移導致下背疼痛

胃下垂臨床症狀為：上腹部不適、腹部隱隱作痛或無週期性腹痛，在餐後、久坐後、勞累後，腹脹有加重情形。有時還會覺得乏力、心悸、頭暈、噁心、噯氣、便祕、嘔吐及昏厥等症候。胃下垂可能伴隨著有肝、右腎及結腸下垂等臟器的下移，使牽引產生下背痛。

檢查時醫師通常會請病患飲水後做超音波檢查，測胃下緣有無進入骨盆腔內。或以 X 光攝影、內視鏡檢查，胃鏡下可見胃黏膜鬆弛，蠕動緩慢。

胃下垂在醫學上的定義為：站立時，胃小彎弧線最低點恢復至髂連線以下，十二指腸球部向左偏移。造成韌帶和肌肉低張力的因素，可能是因為腹壓改變、肌肉的活動力降低、胃的韌帶鬆弛等所造成。

## 胃靭帶鬆弛及肌肉張力不足

　　腹部內的器官，主要是以腹肌和靭帶、腹壁等力量，將其固定為腹腔內，讓胃體不會在腹腔中搖晃；胃部上端的賁門和食道連接，而周圍和其他器官用靭帶和橫隔肌相連接，使胃部可固定，不會在腹腔中搖晃得很厲害。胃部的型態主要分為四型：

### 1. 牛角型

　　多見於短胖的體型，張力強。

### 2. 魚鉤型

　　胃體垂直，胃的張力中等。

### 3. 無力型

　　多見於身材瘦長的人，胃部呈現狹長的形狀，胃竇鬆弛，張力低，胃部可能已滑落至骨盆腔內。

### 4. 瀑布型

　　當靭帶及肌肉的張力不足時，使懸掛的胃部位置下降，導致胃下垂的現象，也就是無力型的胃型態，因為低張力，而導致胃部的位置下降。

　　另外，工作需長時間站立者，或是有長期站立史的人和生育過多的婦女，也會有胃下垂的現象，且多為體型瘦弱者，宜多加注意。吃飽飯後也不宜馬上做劇烈運動，這樣也容易導致胃下垂。

## 中醫診治
# ✳ 氣滯日久而下垂

中醫認為此病以飲食不節制、過度勞累，加上腸胃虛弱和吸收不良為主要因素。此證表現有實有虛，但總體以虛證為多，原因有：

### 1. 身體虛弱

患者先天或後天不足，腸胃無法吸收，加上中氣不足而下陷，致使胃體失去潤養而下垂。

### 2. 飲食失節

長期飲食失去節度，過飽、過飢，使腸胃受損吸收不良，運轉功能失常而致下垂。

### 3. 情志不遂

經常情志不暢或抑鬱或躁怒，致使疏泄失常（使排泄不正常），氣滯日久而下垂。

### 4. 長期勞倦過度，生育過多

生育過多臟腑虛弱，尤其有腸胃耗損者，以致有水內停（胃內有胃液停滯）而胃下垂。

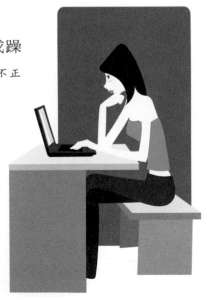

## ✳ 多做腹肌運動

　　去除病因為主要的調理，由於職業因素引起者，可考慮改變職業或工作的姿勢。長期過量進食導致胃肌肉的張力減退者，注意改變生活習慣，少量多餐，進食的時候細嚼慢嚥。餐後休息將臀部墊高，平臥。攝入足夠的熱量，加強體質的鍛鍊，多運動尤其是腹肌的運動。

## ✳ 胃下垂的簡易穴位按摩

- ◆ 穴位：壇中、中脘、氣海、關元、天樞。
- ◆ 力道：中／刺激度約 2 公斤。
- ◆ 節奏：中／刺激 6 秒，休息 6 秒。
- ◆ 時間：約 10 分鐘。
- ◆ 說明：病人仰臥位，用一指禪（以大拇指推壓）於胸腹部，先以穴位壇中、中脘為重點，往下至腹部及小腹，到肚臍周圍、氣海、關元、天樞為重點，按壓感覺到酸脹即可。

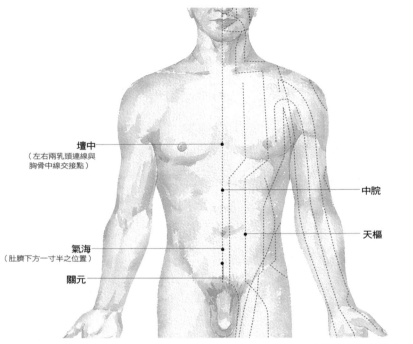

壇中
（左右兩乳頭連線與
胸骨中線交接點）

中脘

天樞

氣海
（肚臍下方一寸半之位置）

關元

**《胃下垂按摩穴位》**

## 醫師的叮嚀

❋ 少量多餐，勿暴飲暴食和少食生冷的食品；忌肥甘厚味。

❋ 體瘦乏力者，多選擇營養豐富及容易消化的高蛋白、高熱
量良好飲食。

❋ 飲食有節制，要養成良好的運動習慣，不偏食及避免飯後
激烈的運動。

❋ 適度的勞動，改變不良的工作習慣，早睡早起，避免過度
勞累。

# 胃神經官能症

　　胃腸道功能紊亂，我們又稱為胃神經官能症或胃神經症，為一種胃腸綜合症的總稱。因為精神狀況或情緒因素，造成腸胃功能的紊亂。

### 發生原因 & 症狀辨別
## ＊ 非器官病變引起的腸胃疾病

　　精神障礙和腸胃功能失調的症狀都有，失眠、頭痛、心悸、胸悶、盜汗、神經過敏、注意力不集中、健忘、倦怠、腹鳴、腸鳴、神經性的嘔吐（發生在進餐時或進餐結束時，不需要費力或催吐，會自己發生嘔吐的現象，且體重不會因為嘔吐而下降）、噯氣（有聲音且頻繁的噯氣，有人在場時會加重）、腹痛、腹瀉，瀉後腹痛會暫時解除，便祕和腹瀉會交替產生。

　　依據臨床表現，在器質性器官的基礎檢查和體微檢查中都正常，且無陽性反應的發現者；根據臨床病史判斷，我們可初步判定為，非器質性病變所造成的疾病。不過本病起病緩慢，所以必須在專業的醫生團隊判斷下，看是否為胃的神經官能症。

### 西醫診治
## ＊精神壓力為引起疾病的主因

胃神經官能症在病理上，並沒有器質性（器官本身）的病變，所以不包括其他系統疾病導致的腸胃道功能紊亂。而所謂的神經官能症為：中樞神經時常過度的緊張，造成腦部過度興奮，或是其他器官的功能抑制等異常現象，會有失眠、頭痛、心悸、胸悶、盜汗、神經過敏、注意力不集中、健忘等現象出現；此病為胃的神經官能症，所以是將其心理上的不順暢，反映在腸胃功能上的一種疾病。各種臟器的精神官能症，以腸胃道的功能失調表現出來的為最多。

胃神經官能症的病因不明，迄今還無統一的認知，不過病患多有精神方面的困擾或疾病。此病發生在女性較多，臨床上以腸胃功能紊亂為病徵，以精神問題為引起疾病的主因，像是生活中充滿緊張的情緒、家庭的糾紛、過度的勞累，生活和工作中遇到困難，久久無法解決等，這些都會影響到神經系統的活動，造成腦部和胃腸間的聯繫出了問題，使得腸胃功能失調。

因此患有腸胃病的病人，除了要接受腸胃科醫生的建議之外，同時也要接受心理專家的諮詢，在藥物、認知行為、行為療法等等專業的治療下，可以獲得比較大的改善。

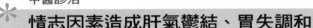

中醫診治

## ✳ 情志因素造成肝氣鬱結、胃失調和

神經性官能症的發病原因在中醫看來，為情志的因素造成的肝氣鬱結。胃失通降，腸失健運；胃部消化功能不佳，腸道機能減退。發病的機制為：

### 1. 肝氣鬱結

精神上的抑鬱所致，在前文有提到過，精神會影響到肝，進而影響到脾胃的功能失調，情緒不暢，或急躁易怒，以致脘悶、噯氣、納差（胃口差）、腹脹，且腹痛無定處。

### 2. 氣鬱化火

脘脅灼痛，吞酸、嘈雜則上行致頭痛、目赤耳鳴、口乾口苦等。

### 3. 脾失健運

火盛灼津成痰，痰氣鬱結胸膈，傳於咽中，可見咽中異物感，咳之不出，吞之不下。

### 4. 疏泄太過

清濁不分，水穀混雜，下則腹痛、腸鳴、泄瀉等。

### 5. 胃腹痞滿

過食肥甘厚味、辛辣刺激或菸酒過度，致胃腹痞滿脹痛，食後尤盛口臭、大便乾燥。

### 6. 陰虛內熱

思慮倦怠過度，或久病失去調養抑或藥物損傷，久則耗氣，神疲乏力，氣短懶言，大便稀薄等。若有過食辛辣，胃陰被耗，使津液分布不均，會有口乾欲飲，胃痛隱隱，陰虛則生內熱，出現手足心熱、盜汗等證。

### 7. 脘腹疼痛

久瀉傷陰氣，才見脘腹疼痛，肢冷、大便稀而多水等證。

本症的腹痛、腹脹，多在情緒波動後發作或加重，而在心理勸慰下，可減輕或緩解。腹瀉的情形為腹痛即瀉，瀉後痛解，瀉為水樣，有時帶少許黏液，亦和便祕不規則的交替。

胃痛有多種，本病為胃部及脇肋部痛，伴泛酸、燒心或嘈雜，生氣後加重。痞滿是自覺胃部痞塞不通，但不痛不脹，不過食後痞滿加重，矢氣（放屁）後稍緩解。

日常生活預防與調護

## ✳ 放鬆身心避免強烈情緒波動

本病主要必須注意心理衛生，調整情緒和配合藥物治療而能有所幫助。由於本病起病緩慢，如果反覆發作，而沒以藥物治療，則會進展成為食道炎、胃炎、胃潰瘍、十二指腸潰瘍、潰瘍性的結腸炎等器質性病變。建議：

◆開闊自己的心胸，避免不良的情緒。

◆加強對疾病的認知及心理衛生，以免貽誤病情。

◆多參加文康活動，多運動，保持規律的生活起居，轉移注意力。

◆平常飲食要定食定量，過多會造成消化不良的情形，壅滯成病；而飲食過少則會營養不良，體型逐漸消瘦。

◆家人予以誠懇關懷，不計較病人負面思維，以開朗態度開導。

穴位按摩 DIY

## 胃神經官能症的穴位按摩

◆穴位：上脘、中脘、下脘、關元、足三里、氣海、天樞。

◆力道：中 / 刺激度約 2 公斤。

◆節奏：長 / 按壓 9 秒，休息 9 秒。

◆時間：10 分鐘。

◆說明：由於心因性造成腸胃功能之紊亂，可取上脘、中脘、下脘、關元、足三里、氣海、天樞，等穴位按摩約 10 分鐘；嘔吐不適者，可按摩兩足心約 10 分鐘。

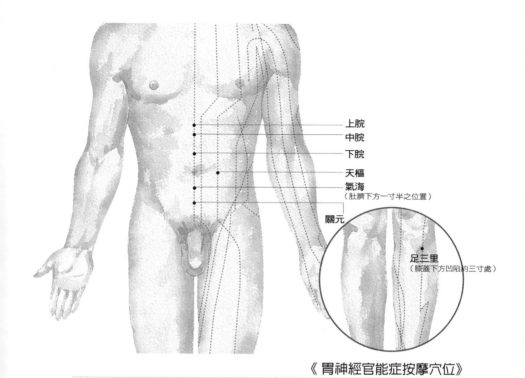

上脘
中脘
下脘
天樞
氣海
（肚臍下方一寸半之位置）

關元

足三里
（膝蓋下方凹陷約三寸處）

《 胃神經官能症按摩穴位 》

## 醫師的叮嚀

　　胃部的功能包括：分泌功能、蠕動功能、食物轉化功能、吸收功能及排泄功能等，這些功能出現紊亂，會引起一些不適的症狀，其中神經系統及內分泌系統對腸胃功能的影響至關重要；雖胃腸功能紊亂為常見疾病，但檢查常沒有異常發現；故腸胃功能紊亂出現的因素，可能帶有某些疾病的早期表現，或全身性及胃腸道外的疾病，值得繼續追蹤觀察，以免忽略潛在的因子而怠忽病情。

# 壓力型胃潰瘍

　　我們常聽到十二指腸潰瘍、胃潰瘍，其形成的原因和一般的消化性潰瘍不同，依字面上的意思可以大概了解，是因為壓力所造成的，壓力來源包括「身體外部創傷」壓力，及「內在精神」壓力兩部分。

### ✳ 發生原因＆症狀辨別
## 上消化道出血、嘔血、黑便

　　此病發生原因除了精神壓力還包括：大面積的燒燙傷、敗血症、顱腦損傷、嚴重創傷、休克及其他重症疾病。

　　臨床症狀有腹部疼痛、腹瀉，甚至出現上消化道出血。疼痛通常發生於壓力性潰瘍的最初階段（1~3天內），上消化道出血則為壓力性潰瘍最嚴重、也最典型的臨床表現，會出現黑便或嘔血，一但大出血，可見皮膚及黏膜蒼白，脈搏加快，血壓下降，此時死亡率會升高。

　　做內視鏡檢查時，可見病變處黏膜有失血、水腫、點狀糜爛出血，及大小不一但邊緣整齊的多發性潰瘍。胃底、胃體、食道中下段、十二指腸球部後部位，為常見非消化性潰瘍的好發部位。

西醫診治
## ❋ 胃酸分泌異常，腸胃道出血

壓力性潰瘍，我們還分為「庫欣潰瘍」(Cushing's ulcer)和「柯林潰瘍」(Curling's ulcer)；庫欣潰瘍主要是大面積燒燙傷所造成的潰瘍。而柯林潰瘍則是中樞神經系統疾病所併發的潰瘍，此種潰瘍較一般深且有穿透性。

### 1. 庫欣潰瘍

當人體承受非常大的壓力的時候，會造成胃酸分泌異常，或是胃黏膜的屏障降低，誘發急性糜爛性胃黏膜或單純潰瘍合併出血的症狀，此時的壓力，並非心理壓力，而是身體受到傷害，造成身體必須抵抗外來的病菌；或是嚴重創傷造成細胞大量壞死，此時會讓身體呈現高度的壓力，造成內分泌的失調。損傷的部位最常見於胃底和胃體，腸胃道出血為最常見的臨床表徵。

壓力性的胃潰瘍，一般發生在原發症狀的 2 天到 11 週內，可能因為顱內壓增加，刺激迷走神經，一般會造成胃酸分泌亢進的情形。

### 2. 柯林潰瘍

壓力刺激了交感神經興奮，使血清中的兒茶酚胺濃度上升，造成黏膜缺血。黏膜缺血得不到養分，會有水腫和點狀的壞死，進而造成糜爛和潰瘍的產生；除了缺血，胃黏膜缺氧也造成自由基產生過多，使得自由基攻

擊胃黏膜，加重潰瘍的情形。

　　治療的方法可給予氫離子受體阻斷劑（因為胃酸帶有氫離子，當胃黏膜屏障下降，會損傷黏膜），使胃部的酸鹼值維持在 PH3.5 以上，如果還是無法停止出血，可能需要做內視鏡檢查，或注射血管加壓素等，如果還是無效，就得動用外科手術，將迷走神經切除或是將胃竇切除。

### ✱ 中醫診治
## 感受外邪，熱毒內陷

　　壓力性胃潰瘍，以中醫觀點來看，大多為感受外邪所致。

### 1. 感受外邪

　　起居不慎，被外來的邪氣所傷，或燒傷、燙傷，熱毒內陷，使胃內的血妄行而吐血、便血。

### 2. 氣血逆亂

　　情志過於激烈，惱怒傷肝，橫逆犯胃，氣機失調，胃脘疼痛，則血溢於腸胃而血便。

### 3. 溼熱內蘊

　　飲食失節，過食辛辣，肥甘厚味，迫血妄行，血便而下。

### 4. 久病入絡

　　重病失養，久病或重病會導致氣血虧損，陰陽失

調，可致氣衰血脫，血溢脈外，或久病入絡，又或者病重氣虛血滯，血行不通，血不歸經而出血。胃為水穀之海，為多氣多血之臟腑，上述原因導致胃失和降（胃本為往下進行消化和吸收，若不和則上逆而吐）氣血失調，其病位在胃，病理變化與肝脾關係最密切。

### 日常生活預防與調護
## ＊解除病人疑懼緊張

關心病人及解除病人的疑慮，以免因為心理因素加重病情。盡量讓病人安心，心情輕鬆，避免煩躁不安的情緒。以少量多餐為主，禁食辛辣刺激性的食物。精神緊張時，不要過度的勞累。

### 穴位按摩 DIY
## ＊壓力型潰瘍的穴位按摩

- ◆穴位：內關、足三里、胃俞。
- ◆力道：中／刺激度約2公斤。
- ◆節奏：中／指壓6秒，休息6秒。
- ◆時間：10分鐘。
- ◆說明：未見出血者，可以在內關、足三里、胃俞，輕輕揉按，以助行氣，約10分鐘。出血者不宜按摩、推拿，以免惡化大量出血。

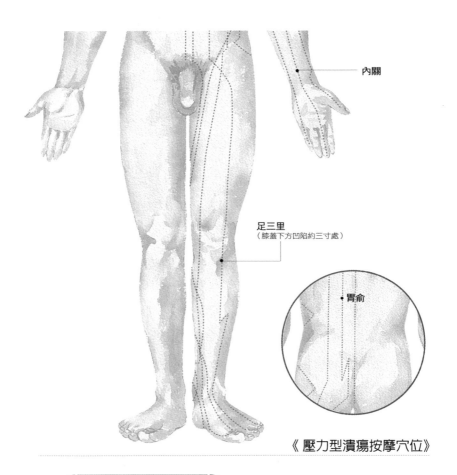

內關

足三里
（膝蓋下方凹陷約三寸處）

胃俞

《 壓力型潰瘍按摩穴位》

### 醫師的叮嚀

　　壓力性潰瘍屬急症重症，積極給予治療則預後會良好，否則死亡率升高，所以重症的病患要多注意自己身體的變化，此病是危急病症應馬上送醫院治療。

# 消化性潰瘍

現代人的精神、心理壓力都愈來愈大，有時睡到半夜肚子痛的不得了，但吃了點東西，好像就好了，這到底是什麼疾病在做怪呢？

## ✳ 飢餓時上腹疼痛，進食後緩解

如果你有以下症狀：飢餓時上腹部疼痛會加重，進食後又緩解，上腹部飽脹、火燒心、噁心、嘔吐、吐酸水、吐血、黑便等，就要小心，消化性潰瘍可能已經悄悄找上你。

胃酸分泌異常、胃排空過快、十二指腸黏膜耐酸力下降、情緒不穩定、精神壓力大、重碳酸鹽合成異常、藥物刺激、幽門螺旋桿菌感染、幽門括約肌失常，都是造成消化性潰瘍的原因。

臨床上，醫師通常會以Ｘ光飲鋇造影攝影、內視鏡檢查，以診斷和鑑別消化性潰瘍。除了一般內視鏡檢查外，醫師通常會揀取胃竇黏膜活檢標本，經特殊染色檢查，可知是否感染幽門螺旋桿菌。

# 幽門螺旋桿菌和胃潰瘍有高度相關性

消化性潰瘍，包括胃潰瘍和十二指腸潰瘍。最初只是胃或十二指腸黏膜發炎，最後可能導致黏膜萎縮，或上皮細胞結構改變。

潰瘍會使黏膜遭到破壞，並穿越到黏膜基層，甚至達黏膜下層或者更深，如果沒有加以控制，可能會有胃穿孔的併發症。

發生的主要原因可歸納如下：

## 1. 對胃酸耐受力降低、幽門括約肌功能異常

雖然潰瘍在消化道任何地方，都有可能發生，但是發生在胃部和十二指腸最為常見。發生在胃部時，是因為胃黏膜對於胃酸的耐受性降低，所以損傷了胃黏膜，而導致潰瘍；有時候是因為幽門括約肌的功能異常，使得十二指腸內的食物和消化液一起逆流到胃中，胃和十二指腸內的酸鹼度相差很大，使得胃黏膜無法承受，而導致潰瘍的發生。

## 2. 幽門螺旋桿菌感染

幽門螺旋桿菌和胃潰瘍之間，呈現高度的相關性，此菌為革蘭氏陽性菌，會寄居在胃部，目前無明確的證據了解是如何感染此菌，可能是不衛生的環境，也可能和遺傳或接觸感染病人的胃內容物而傳染，幽門螺旋桿

菌會黏附於黏膜，並引起潰瘍發生。

胃潰瘍發病的年齡較十二指腸來得高，發病的高峰期在 60 歲，男性的病例偏多。常在飯後半個小時到一個小時發作，胃酸通常分泌正常。

### 3. 使用非固醇類消炎藥

使用非固醇類抗發炎藥物的人，常見的副作用輕者有消化不良和噁心等狀況，嚴重者會併發嚴重的腸胃道病症，所以此類藥物，也是引起消化性潰瘍的重要因素。因此病人在服用此藥物時，也要多多注意有無潰瘍的病史，或同時在服用醣類皮質激素、抗凝血的藥物等情況。

消化性潰瘍以十二指腸潰瘍較常見，多發生在飯後 2~3 小時或半夜；許多病人有胃酸分泌異常的現象，通常為分泌過多，平常基礎的分泌量和半夜的分泌量，都較一般人高。

上述有提過腸和胃的酸鹼度相差大，當太多的胃酸到達十二指腸，鹼性的胰液不足以將酸中和，使得腸壁受到酸的侵蝕。也有可能是胃的排空太快，胰液來不及分泌，而導致潰瘍的發生。

幽門螺旋桿菌和十二指腸潰瘍，呈現高度的相關性，根除幽門螺旋桿菌，復發機率會隨之降低。

### 中醫診治

## ✱ 六淫傷中，肝氣犯胃

消化性潰瘍在中醫認為是由於六淫傷中，飲食傷胃，肝氣犯胃，脾胃虛弱，導致胃失和降，胃絡廢滯而發病，病位在胃，與肝脾關係密切，其病因有：

### 1. 六淫傷中

調適不當，因熱貪涼，寒邪內犯或冒雨涉水、坐臥溼地，外感暑熱之邪，皆可導致脾胃失和，氣機阻滯而致病。

### 2. 飲食傷胃

飲食不節或過飢、過飽，損傷脾胃；喜食生冷瓜果、汗濕內生或恣飲烈酒，喜辛辣厚味，甘肥油膩，導致脾胃受損，氣機失和。

### 3. 憂思惱怒

肝氣犯胃，憂思惱怒，氣機傷肝，肝失疏泄，橫逆犯胃，致氣機阻滯，發生疼痛。

### 4. 中焦虛寒

脾胃虛弱，飢飽失常或勞倦過度、久病傷脾胃，均能引起中焦虛寒，胃失濡養而發生疼痛。

胃為五臟六腑之營養來源，若收納水穀功能失常，胃失和降將導致疼痛。

# 消化性潰瘍的穴位按摩

- ◆穴位：中脘、期門、足三里、內關
- ◆力道：中／刺激度約2公斤。
- ◆節奏：長／按壓9秒，休息9秒。
- ◆時間：15分鐘。
- ◆說明：取穴位中脘、期門、足三里、內關，予以輕揉按摩，約15分鐘為度。

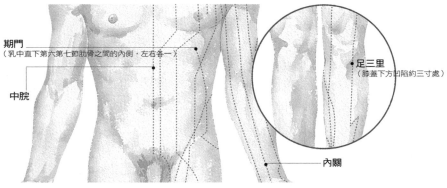

期門
（乳中直下第六第七節肋脊之間的內側，左右各一）

中脘

足三里
（膝蓋下方凹陷約三寸處）

內關

《消化性潰瘍按摩穴位》

## 醫師的叮嚀

　　消化性潰瘍一般情況經治療，大多可痊癒；危症雖消失但復發機率高，往往一時疏忽，如飲食不當、勞累、精神緊張，就很容易復發，故需注意勞逸結合，保持身心愉快，避免暴飲暴食或飢飽失常，克服不良飲食習慣。

# 幽門梗阻

幽門梗阻是指幽門管道間歇性或永久性狹窄，胃內容物不能順利通過，導致上腹飽脹、疼痛、嘔吐及水、電解質、酸鹼平衡失調，等一系列的臨床症狀。西醫臨床上會做以下三項檢查：

◆ **X 光檢查**：飲鋇透視，可確定有無幽門梗阻，觀察梗阻程度及病變。

◆ **內視鏡檢查**：有助於鑑別梗阻性質。

◆ **胃液檢查**：空腹時抽取胃液 200ml，混有食物殘渣，總酸度增高則表示有幽門梗阻。

**發生原因＆症狀辨別**

## 清晨胃痛，感覺到胃內有振水聲

以下幾個症狀為幽門梗阻典型病徵：

◆ **腹痛**：幽門梗阻的早期表現，主要是腹痛的節律性改變。潰瘍病引起的幽門梗阻，早期表現主要是清晨胃痛；腫瘤併發梗阻，疼痛則為持續性，餐後更為明顯，被迫不能進食。

◆ **飽脹**：因胃部滯留而有持續性、上腹部飽脹感，

食慾不振甚至失去食慾，身體移動時，會感覺到胃內有振水聲，是幽門梗阻的特異表現。

◆嘔吐：由於胃內滯留物增多，上腹飽脹感增加、噁心、噯氣、嘔吐等症狀也較頻繁，一般清晨起床時較輕，傍晚加重。幽門梗阻嚴重階段時，嘔吐成為突出症狀，多為自發性，吐量大，吐出積存的食物，無血液或膽汁。

◆體徵方面：是上腹部腫脹顯著，且腹部飽脹、隆起、疼痛且逐漸消瘦，空腹時胃內有振水聲。

**西醫診治**

## ＊多數由長期十二指腸潰瘍引起

多數由長期十二指腸潰瘍引起，其次為幽門前胃潰瘍、幽門管潰瘍，根據其臨床表現、病理、病程及病理變化分為：

### 1.幽門括約肌反射性痙攣

因胃內容物通過受阻，其梗阻為間歇性。

### 2.幽門附近潰瘍炎性水腫

因幽門管道狹小，導致梗阻，當水腫消退或減輕後，其梗阻即可緩解。

### 3.幽門潰瘍瘢痕過多

幽門附近潰瘍癒合過程中，有過多瘢痕、組織形

成：其面積過大導致幽門狹窄，梗阻為永久性。

### 4.胃的慢性炎症

會引起黏膜及黏膜下水腫，以及黏膜的廣泛浸潤，致使皺裂增粗，而發生脫垂，脫垂黏膜在胃竇部會較為鬆弛，容易被胃的蠕動推入幽門管道，造成狹窄，發生梗塞。

### 5.胃竇近幽門區的胃癌

各種腫瘤，多發性瘜肉，發展到一階段，凸入幽門管道，或壓迫幽門管道，可引起幽門器質性梗阻。

### 6.胃肉芽腫引起幽門梗阻

因胃血吸蟲病、胃結核、胃梅毒等多種病因，致使胃壁纖維增生，胃壁增厚，黏膜和腺體增生，形成瘜肉樣改變，當肉芽腫侵入幽門管口時，導致不同程度的幽門梗阻。

中醫診治

## 內傷為主，胃中積熱

本病以內傷為主，胃主受納食物，脾主運化吸收，由於飲食勞倦傷及脾胃，食物不易消化，停滯胃中，久則上逆而嘔吐。

### 1. 飲食不當

飢飲無常，勞逸過甚，七情損傷，致脾胃虛寒，胃

中積熱。嗜食寒涼生冷，飲食不節，導致消化困難，朝
食暮吐，宿食不化。

## 2. 胃中積熱

菸酒無度，嗜食膩肥、膏粱厚味、油炸辛辣等，胃
內食物阻滯，胃氣上逆，併發熱象。

## 3. 氣虛無力行血，致氣滯血瘀

手術創傷亦可能導致瘀血阻胃，影響胃氣下行而上
逆嘔吐。

## 4. 久病失治

胃失通降，食入而吐。本病之治療原則為：胃中積
熱則清熱和胃，瘀血阻結則活血化瘀，脾胃虛寒則溫中
散寒，氣阻而虛則益氣生津。

**穴位按摩 DIY**

## 幽門梗阻的穴位按摩

- ◆穴位：腹部取中脘、天樞、足三里
- ◆力道：弱／刺激度約 1 公斤。
- ◆節奏：中／按壓 6 秒，休息 6 秒。
- ◆時間：約 1 分鐘。
- ◆說明：腹部取中脘、天樞、足三里，用一指禪法
  按摩穴位，每穴按約 1 分鐘，然後依順時
  針方向按摩推拿脘部約 8 分鐘。

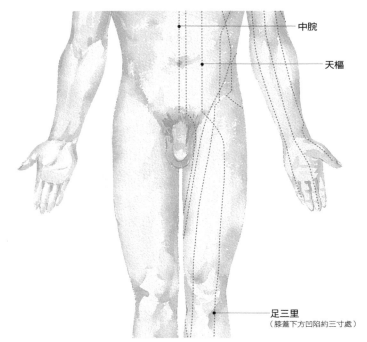

中脘

天樞

足三里
（膝蓋下方凹陷約三寸處）

《 幽門梗阻按摩穴位 》

### 醫師的叮嚀

　　幽門梗阻患者一般病程均較長，反覆發作給病人帶來極大的痛苦，在治療期間，家人應多給予關懷與開導，安撫病人情緒，使之振作精神，遠離憂鬱，建立信心，配和治療。若嘔吐頻繁者，應協助採取適當體位，並輕拍背部以利吐出，進食以少量清淡流質為佳，必要時禁食以減輕胃腔張力。本病多發於消化性潰瘍，故引發病症之原發因素應絕對避免，配合清淡的半流質飲食，戒菸禁酒，減少各種刺激，平穩情志，病灶即可改善。

# 胃　癌

所謂的癌症就是因為細胞受到致癌物質的刺激，使細胞不正常的分化變成癌細胞，癌細胞會干擾正常細胞的生長，並奪取其養分，對於胃癌而言，刺激的來源主要是烹調手法的影響。

發生原因＆症狀辨別

## ＊胃癌的檢查與確認

胃癌的發生機率，在每個地方差異性很大，在某些國家的發病人口非常高，如：日本、中國，但是在美國、法國等國家，發生率在相較之下卻比較低。

### 1. X光檢查

上消化道鋇攝影雙重造影是應用最廣且有效的首選方法，多數胃癌用此法可獲得臨床診斷。

### 2. 內視鏡檢查

直視觀察胃內整體黏膜皺褶的色澤、形態，腫癌物的位置、形態大小、有無出血、梗阻等。

### 3. 一般生化檢查

常見貧血，大便潛血，胃液及胃酸缺乏，胃癌晚期

血漿量日低，使用 ESR (Evythrocyte sedimentqtion) 檢查方法判定是否發炎，紅血球沉降係數，凝血異常等。

### 4. 腫瘤標幟檢測

胃癌腫瘤標幟物研究甚多，但多數特異性不足，對早期診斷意義不大。

西醫診治

## ＊烹調手法對胃癌產生影響大

胃癌的發生環境因素被認為是重要關鍵，因為環境會使生活習慣受到改變，進而影響到食物的烹調方式，而烹煮食物的方法和胃癌呈現高度的相關性。綜合目前研究，胃癌發生原因可歸納為下類幾點：

### 1. 烹調手法

在一些缺乏新鮮蔬果的地區，習慣將食物用醃漬或加入硝來增加保存期限，這些食物通常不需經由冷藏、冷凍。常食用這種醃漬、醃醺食品的地區，為胃癌發生的多數區域。食物經過醃醺會產生一種致癌物質──苯芘 (Benzopyrene)，會刺激胃黏膜產生不正常的分化。而加硝的食物吃到胃中，經過細菌的發酵，會形成 N-亞硝基的化合物 (N-nitroso compound)，這也是致癌物質。

反觀常食用新鮮蔬菜和柑橘類水果的區域，較少發生胃癌，可能因為新鮮的蔬菜水果，含有維生素 C 和 $\beta$

胡蘿蔔素及維生素 E，這些物質都已經證實，可以捕捉身體不好的自由基，減少細胞不正常的分化作用。

慢性胃炎病情的反覆或沒好好治療，會導致胃黏膜細胞不正常的分化而產生癌變；在部分胃癌的病人中，發現都有受到幽門桿菌的感染，所以被認為也是形成胃癌的一種可能性，不過幽門桿菌不是致癌物質，且有一生都感染幽門桿菌的病人並沒有發生胃癌，所以目前機制並不明確，並非幽門桿菌感染就會產生胃癌，不過有感染此菌的人還是要多多注意跟追蹤，以免產生癌變。

## 2. 遺傳

遺傳也是胃癌的病因之一，血型 A 型的人有比較高的危險性，家族有胃癌、結腸腫瘤病史的人，有胃腺瘤和胃瘜肉的病人，要多留意產生癌變的可能。癌症轉移到胃部是比較少見的，較多見的是白血病和全身性的淋巴瘤。

總之，多吃新鮮的蔬菜水果，對於腸胃道的健康是有好處的，盡量減少醃醺、醃製的食物，可減少致癌物質對黏膜的刺激。

中醫診治
### 胃癌的發生以體質為主因

中醫無胃癌之病名，臨證表現分析，賁門癌應屬

「噎嗝」範圍，幽門區胃癌出現幽門梗阻病狀屬於「反胃」、「胃反」、「翻胃」疾病範疇，其他胃癌屬於「胃脘痛」、「嘔吐」，有腫塊屬「癥積」、「伏梁」，出血則歸屬於「嘔血」、「血便」等證。晚期出現腹水，則歸於「鼓脹」。

中醫認為胃癌的原因，不外先天稟賦異常，有易患癌瘤體質，六淫之邪從外而入，飲食失節，飢飽無度，寒溫不適，抽菸酗酒，情志不遂，導致脾胃失和，胃氣受損，氣短痰凝，血瘀阻絡，瘀血積久結毒，留而不去，癌瘤逐漸形成。

有些人自恃胃腸強壯，恣食生冷辛熱，醇酒肥甘，屢傷脾胃，胃疾遂生，又或平日心緒不寧，或逢逆境抑鬱不暢，或蒙劇烈創傷，天災人禍，情志嚴重失調，這都是罹患癌症之原因。

## 健康小常識

### 什麼是「癥積」？什麼是「伏梁」？

❉「癥積」病症名。指腹腔內結聚成塊的疾病，可見於腹腔內腫瘤和因發炎反應而產生局部腫脹的疾病上。

❉「伏梁」病症名。指胃脘部的膿性包塊，這種病一般不好治，不能用按摩局部包塊的方法，因為過於按壓會使膿毒擴散，邪氣瀰漫，病情惡化，最終可能因為膿毒敗血症而死亡。

日常生活預防與調護

## ＊ 胃癌追蹤、複查最少 3 個月一次

◆ 提高病患戰勝疾病的信心，保持樂觀的情緒。

◆ 建立良好、規律的生活習慣，參與適當的運動及休閒活動。

◆ 均衡營養，少量多餐，飲食應以易消化、新鮮、富含維生素、營養為要。建議可多香菇、山藥、苡仁、銀耳、枸杞子、桂圓、大棗、魚類。

◆ 忌煙、酒、辛、辣、鹹。

◆ 胃癌病患療程最少連續 2 年，早期診治階段追蹤、複查最少 3 個月一次，2 年以後每半年一次，滿 5 年後，每年一次。

### 醫師的叮嚀

　　預防胃癌，目前尚無根本法則，但早期發現，早期治療，定期追蹤，長期調養，是最佳法則。中醫認為內傷七情，外感六淫（即六邪：風、寒、暑、濕、燥、火），所以保持身心健康，飲食節制，不食生冷辛辣，多食新鮮蔬果、奶品，積極治療胃部疾病，如胃潰瘍、胃炎、慢性萎縮性胃炎、幽門螺旋桿菌感染等，40 歲以上有慢性胃疾病史者，應定期做胃內視鏡檢查，家族有胃癌病史者，更應定期檢查追蹤，以期早日發現避免延誤治療。

# 3

## Part 腸病與治療

中醫認為，胃部有疾，病易下行腸道，且因為食物消化不完全而加重腸道負擔，造成便祕等症。

腸道不通，同樣會造成病毒廢氣上行，造成胃脹、上火、潰瘍等。

傳統療法幾乎 100%是胃腸分治，要麼針對胃病，要麼針對腸病，表面看起來具有較強的針對性，其實這是種片面的做法，結果是治腸傷胃、治胃傷腸。

因此胃腸同治是解決胃腸病反覆發作、久治不癒難題的根本途徑。

# 腸激躁症候群

　　所謂症候群，就是很多症狀發生在一起；腸激躁症候群翻譯的名字很多，也有人稱為過敏性的結腸炎、大腸急躁症、腸神經官能症等等；此症和胃神經官能症一樣，通常沒有器質性的病變，心理壓力因素占有較大的影響，使腦部和腸的聯繫出了問題，自主神經紊亂失調，使內臟的神經變的很敏感。

　　此症迄今沒有採用任何診斷標準，但1988年羅馬會議曾經提出的羅馬標準，則是根據此症狀而制定。

## 1. 腹痛

　　腸躁症最常見的症狀，常在餐後或便前發生左、中、右下或左上腹陣痛或脹痛，一次數分鐘或數小時，部分排便後緩解。

## 2. 排便習慣及大便性狀改變

　　在病程早期常見便祕情況，甚至1~2週排便一次，便乾如羊屎或細條狀。第二期每日最少腹瀉5次，多稀糊狀或大量黏易便，最後為稀水樣便，少數為糞便夾雜不消化食物的殘渣。

## 3. 便祕與腹瀉交替

醫源性、藥源性等不同誘因所致，其交替頻率及病程因人而異。

發生原因＆症狀辨別

## ＊排便習慣改變是此症最典型的症狀

你常有以下這些情況嗎？腹痛、腹瀉等腸胃道的症狀外還伴有：心悸、頭痛、呼吸不暢、緊張、焦慮、多疑等自主神經功能紊亂，這些都是腸躁症的臨床症狀。造成此症的原因有：

### 1. 精神因素

精神刺激引起胃腸運動，和分泌功能失常。

### 2. 刺激反應因素

可影響神經、內分泌和自主神經系統，導致胃腸運動和分泌功能變化。

### 3. 感染因素

腸胃道感染，如：細菌性痢疾、阿米巴痢疾、血吸蟲、蛔蟲患者等，源發病治癒後發生腸躁症，可能因感染發炎，改變了腸道對各種刺激及反應的能力。

### 4. 腸胃刺激因素

某些刺激物多次作用於腸道時，改變腸道的感覺運動功能，以及對刺激的敏感性而使腸道產生易激性。

### 5. 飲食

麥類、穀類、奶製品、果糖等等，誘發或加重腸躁症，可能與食物種類影響腸道菌群，如厭氧菌與需氧菌比例失調有關。

### 西醫診治
## ✳ 服用抗憂鬱劑可獲改善

大腸激躁症可分為兩大類型，第一型較常見，症狀為腹痛伴隨有排便習慣改變，便祕、腹瀉交替出現。第二型是無痛型的腹瀉。

排便習慣改變是此症最典型的症狀。由於糞便在腸道中停留很久，所以通常硬又尖細或成小丸狀，且會有解便解不乾淨的感覺，所以會有反覆去如廁的現象。腹瀉的症狀是排變量少且稀黏，精神壓力會加重腹瀉。

大腸激躁症患者的腹痛，通常是因為心理壓力引起，可能輕微到沒感覺，但也有人痛到影響日常生活，其差異性很大，腹痛的部位也都不太一樣，不過以小腹和左下腹疼痛的人較多，但是在排便或排氣後，就能得到緩解。痛也會反射到其他部位，有人會有背痛、脖子痛、大腿內側疼痛。

腸激躁症候群的病人通常容易有焦慮的情形，或對自己的健康有疑慮，對於自身的改變較其他腸胃病的病人敏感；有時候服用抗憂鬱的藥物可以獲得改善。

中醫診治

# 思慮傷脾，通降功能失常

病徵在腸、脾、胃、肝、腎關係密切。

## 1. 內傷情志

鬱怒傷肝，肝失疏泄，氣滯不通，思慮傷脾，脾虛失運，水濕內阻，腹脹腸鳴，大便不暢。

## 2. 外感寒濕

感受寒濕之邪，由表入裡，侵及脾胃，脾失升降，氣滯不通，腹部脹痛，大便祕結或腹瀉不爽。

## 3. 調養不當

飲食不節，勞倦過度，或過服苦寒，燥烈傷胃之品，損傷脾胃之氣，通降功能失常，水反為濕，穀反為滯，內蘊於腸，氣機不暢，腹脹痞滿，便祕不暢。

## 4. 稟賦不足

先天稟賦不足，脾虛則氣血化源不足，腎氣失充，腎氣益虛，水濕內蘊，而為腹部脹滿冷痛，嚴重便祕或是泄瀉不爽，此病早期除先天稟賦不足，屬虛症外，大多數發生於青壯年，多屬實證，女性多始於易怒傷肝，肝鬱氣滯，男性多因寒濕或飲食、勞倦，損傷脾胃，繼則正氣漸虧，病久則腸道津虧，脾胃虛弱。

日常生活預防與調護
## ※ 避免亂食藥物刺激腸胃道

◆少食易引發過敏的食物，如：蝦、蟹、牛奶，不
　食辛辣、冰涼、油膩、生冷之物，忌菸酒。

◆腹瀉時應食少渣易消化、低脂肪、高熱量、多纖
　維的蔬菜、雜糧，避免亂食藥物刺激腸胃道。

◆飲食定時定量，不過飢過飽，養成良好習慣。

◆養成定時排便習慣。

◆避免精神刺激，保持樂觀進取的精神是預防疾病
　的重要關鍵。

穴位按摩 DIY
## ※ 腸激躁症候群穴位按摩

◆穴位：脾俞、大腸俞、天樞、足三里、三陰交

◆力道：強／刺激度約3公斤。

◆節奏：長／按壓9秒，休息6秒。

◆時間：10分鐘。

◆說明：脾俞、大腸俞、天樞、足三里、三陰交等
　　　　穴位；力道以穴位感到酸脹為度。

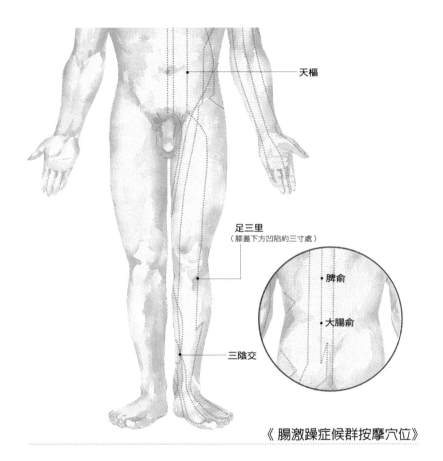

天樞

足三里
（膝蓋下方凹陷約三寸處）

三陰交

脾俞

大腸俞

《腸激躁症候群按摩穴位》

## 醫師的叮嚀

　　此症經治療後，大多數可以治癒，但本病容易復發，通常遇到精神刺激、心情不暢、工作勞累、生活緊張、家庭變故或飲食不節會使症狀重現，治療時要同時加強意志的磨練，保持身心愉快和積極向上，注意飲食調養可減少復發。

# 便　祕

　　便祕是常見的臨床症狀，發生原因很多元，如飲食不當、水分液體攝取不足、活動量不足、不當使用瀉藥、結腸阻塞、肛門擴約肌痙攣、腸激躁症候群（便祕型）、神經性的疾病、藥物、精神異常、神經性的疾病。怎樣能改善便祕呢？即使纖維吃很多，但是水分喝得太少也會便祕，你知道嗎？

## 發生原因＆症狀辨別
## 便祕發生機率與年齡成正比

　　你有便祕嗎？一般人排便平均在1週內至少會有3次，所以有些書本定義：如果1週少於3次沒解便就是便祕；其實光看排便的次數並不精確，有的人可能排便次數也沒小於3次，可是排便的時候糞便很硬，且有排便不完全的感覺，可能還需借助到用手挖或灌腸才得以排便，這也算是便祕。所以不僅僅要看排便的次數，也要看排便的情況，來斷定是否有便祕的情形。

　　其實排便是可以養成習慣的，如果每日多注意是否有排便，多關心自己的身體狀況，較不會發生便祕的情

形；不要壓抑便意，想要解便是因為糞便進入直腸後，會引起排便反射，如果壓抑便意會使腸神經敏感降低和蠕動變慢，使以後排便不順，漸漸變成便祕的情形。

如果是近期才發生的便祕，可能就要注意是不是有結腸阻塞或腸狹窄和肛門括約肌痙攣，如果排便不順使力過度，就容易造成痔瘡。還有最近有沒有服用哪些藥物，像是制酸劑（碳酸鈣、氫氧化鋁）、抗憂鬱的藥物、嗎啡及一些止痛藥。

### 西醫診治
## ＊ 腸胃道蠕動變慢、消化液減少

便祕發生機率隨年齡的上升，也有上升的趨勢，老年人便祕的原因，通常是因為腸胃道功能下降，像是蠕動變慢、消化液分泌減少、參與排便的肌肉功能降低或牙齒咀嚼功能下降，使纖維攝取量降低，都是原因。

婦女得到便祕的機會也比男性高，可能和內分泌及精神壓力還有活動量有關，女性因月經週期激素會影響到腸道的蠕動功能，所以有些女性在經期前後或當中，會有腹瀉或便祕的情形發生；還有懷孕時內分泌改變造成的便祕現象。

精神因素也是原因之一，過度的情緒起伏、憂鬱症、生活環境緊張，這些情緒可能使交感神經興奮，而

抑制了腸道的蠕動導致便祕。

　　糞便是人類飲食後沒被消化吸收的殘渣，所以飲食也是很重要，如果纖維攝取不足或飲食的量太少，會使糞便實體不足，腸道的蠕動就會減少，使人不容易產生便意；如果纖維攝取過多，但水分喝太少也會產生便祕，纖維吸水，水分喝不足，會使糞便又乾又硬。

　　運動不僅可以減少心臟的負擔，還可以促進腸的蠕動，所以多活動、樂觀、多喝水，就可以減少便祕的機會，如果這些都有做到還有便祕的情況，就要看看是否有直腸方面的疾病。對於小朋友從小教他養成定時排便的習慣，對於日後可以減少便祕發生機率。

中醫診治
## 大腸傳導功能失調所致

　　本病中醫學統稱為「便祕」，也稱「大便難」，大便不通，是因為大腸傳導功能失調所致，病位在大腸。

### 1. 熱盛傷津

　　身體陽亢，或過食辛辣厚味，以致胃腸積熱，傷津耗液，腸道失調，大便燥結。

### 2. 氣機郁滯

　　憂思過度，或久坐少動，或蟲積腸中，導致氣機郁滯，通降失調。

### 3. 氣血虛衰

年老津血虧耗，久病、產後、發汗、利尿過甚，導致陰津耗損，氣虛推動無力，血虛津虧則腸道失調。

**日常生活防護與調護**
## ＊ 每天起床後飲溫開水 500C.C.

◆ 多食富含纖維素之雜糧、蔬果，如已有便祕少吃精緻的食品，像是蛋糕和白米飯。
◆ 養成良好排便習慣，定時排便。
◆ 適量運動，增強腹肌力量，改善胃腸功能。
◆ 有肛裂者，需及時治療，避免感染。
◆ 多飲開水，可於每天清晨飲溫開水500C.C.一杯可幫助排便。

**穴位按摩 DIY**
## ＊ 便祕的穴位按摩

◆ 穴位：小腸俞（薦骨兩側，4個凹陷，在第一凹陷孔外側一寸半部位）。
◆ 力道：中／刺激度約2公斤。
◆ 節奏：長／按壓9秒，休息9秒。
◆ 時間：10分鐘。
◆ 說明：❶ 按摩腹部，從右下腹沿結腸方向，向

上、向左、向下，循環按摩，反覆多
次，直到有便意為止。

❷輕壓會陰部有助排便。

❸輕叩小腸俞穴（尾骨底部）促使排便。

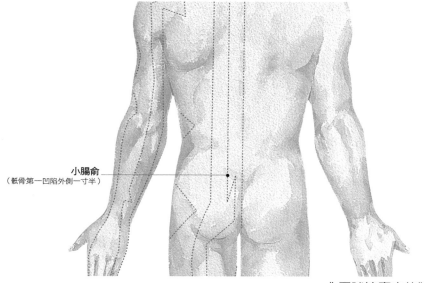

**小腸俞**
（骶骨第一凹陷外側一寸半）

《便祕按摩穴位》

### 醫師的叮嚀

　　習慣性便祕者，應養成起居坐息規律，使氣機調暢，腸
胃濡潤，大便傳導正常，改善便祕情況。多食蔬果，遵循古
諺「以滑養竅」，亦可多食豐富油脂，性質滑利的食品，如
黑芝麻、麻子仁、松子仁、李仁、蜂蜜等，以利通便。

# 腹　瀉

　　食物中毒、免疫缺陷、院內感染、藥物、乳糖不耐症所引起的腹瀉稱之為「急性腹瀉」。腸黏膜損傷、藥物、結腸瘻管、腸切除、愛迪生氏症、吸收不良、重金屬中毒等因素引起稱為「慢性腹瀉」。

　　臨床上醫師通常以大腸內視鏡檢查、胃腸道 X 光飲鋇攝影發現病灶。

### 西醫診治
## ＊腹瀉原因複雜需先找出病位

　　腹瀉的原因有很多種，是一種症狀，表示身體可能出現了問題，急性腹瀉多是因為受到感染而產生腹瀉，而慢性腹瀉是非感染因素所造成。將慢性腹瀉和急性腹瀉的發生原因，大概可以分成這幾種類型：

### 1. 滲透壓型的腹瀉

　　關於滲透壓型的腹瀉，我們最常聽到的是乳糖不耐症，因為乳糖消化酵素活性低或不足，使乳糖無法被消化吸收，在腸內濃度上升而導致高滲透壓，高滲透壓的現象會將水分都吸引過去來降低濃度，減緩壓力的不平

衡，所以大量的水分就進入道腸道中，使糞便含有多量的水分排出而腹瀉。除此之外腸腔內含有不能被消化吸收的物質如：干擾消化吸收的物質（瀉藥）、難消化的食物或分解不完全（乳糖、乳酮醣），只要減少使用這些東西，就可減緩腹瀉；還有胰臟外分泌功能失常，使脂肪消化不完全和細菌過度生長，也會產生滲透型的腹瀉。

### 2. 分泌型的腹瀉

分泌型的腹瀉是因為，在腸道的水分、電解質吸收分泌不正常所造成，其典型症狀為無痛性的水樣腹瀉，排便量大，禁食後腹瀉也無法停止。

原因有長期飲酒造成黏膜損傷，使水分運輸功能失常；還有藥物，如番瀉葉、麻油會刺激腸黏膜功能失常；霍亂和腸切除造成的腹瀉，也是屬於分泌型的腹瀉。霍亂造成的水樣性腹瀉是因為霍亂弧菌分泌的外毒素，使腸黏膜發生異常，通常細菌性食物中毒都屬於分泌型腹瀉；腸切除是因為水分和電解質吸收面積不足造成。

### 3. 滲出型腹瀉

因為腸黏膜發炎、潰瘍，使腸道滲出血液黏液和血漿蛋白質，腹瀉的發生機制不僅是滲出的作用水分電解質也分泌異常，損傷的部位還可能出現脂肪吸收不良；其特色是糞便中還帶有白血球。因為腸發炎而導致的腹

瀉有：克隆氏症、慢性潰瘍性的結腸炎、放射性腸炎、嗜依紅血性腸炎等。發炎性的腹瀉還會伴隨著發燒、疼痛和出血的現象。

### 4. 動力異常性導致的腹瀉

因為腸蠕動過快，使得吸收的時間縮短，導致大量的水分一起到了結腸，而產生腹瀉另一種狀況是蠕動過慢，使細菌繁殖過多而引起腹瀉。

### 5. 腸黏膜吸收面積不足引起的腹瀉

腸黏膜的面積縮短，造成食糜和消化酵素無法充分混合，或吸收不全而引起的腹瀉，如短腸症。

中醫診治
## ＊ 主要病變在脾胃、大小腸

腹瀉，漢代包括在「下利」範圍內，唐宋後才統一稱「泄瀉」，其中「泄」與「瀉」不相同。「泄」者，漏瀉之意，大便稀薄，時作時止，痛勢較緩；「瀉」者，傾瀉之意，大便直下如水傾注，病勢較急。臨床不易區分故統稱「泄瀉」。主病變在胃、大小腸，病因如下：

### 1. 感受外邪

六淫傷人，導致脾胃失調，發生泄瀉，以濕邪為主，濕邪入侵於脾，脾失健運，不能化生清濁，水穀入大腸而成泄瀉。

## 2. 飲食所傷

飲食過量，宿食內停，進食不潔損傷脾胃，肥甘厚味呆胃滯脾，水穀不化，升降失調，皆可能引發泄瀉。

## 3. 情志失調

憂思惱怒，肝鬱不達，脾胃受創，運化失常成泄瀉。

## 4. 脾虛胃弱

胃主受納，脾主運化，先天不足或後天失調，勞倦內傷，都會導致脾胃虛弱，水穀不納，運化精微，清濁不分，混雜而下，遂成泄瀉。

## 5. 腎陽虛衰

久病及腎或年老體衰，腎之陽氣不足，無法助脾胃腐熟水穀，則水穀不化，形成泄瀉。

穴位按摩 DIY

## ＊腹瀉的穴位按摩

- ◆穴位：列缺、合谷、天樞、中脘、神闕、曲池、命門。
- ◆力道：中／刺激度約2公斤。
- ◆節奏：中／按壓6秒，休息6秒。
- ◆時間：5分鐘。
- ◆說明：點按列缺、合谷、天樞、中脘、神闕、曲池以輕點為度，按壓約5分鐘，揉丹田，按摩命門約10分鐘。

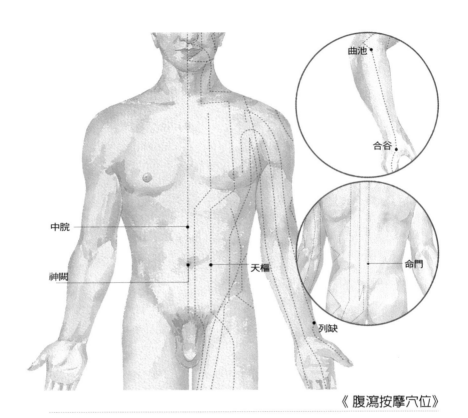

《 腹瀉按摩穴位 》

曲池

合谷

中脘

神闕

天樞

命門

列缺

### 醫師的叮嚀

　　慢性腹瀉原因複雜，消化道本身與消化道外之疾病都可能引起腹瀉，臨床上首要為找到病位，小腸性腹瀉，糞便水樣，腹部不痛或微痛，大腸部位腹瀉，則糞多而水分少，如左半結腸有黏液或膿血便，大多有明顯的腹痛。腹痛因其病理、病況及病位之不同，治療方向也有區別，切勿因為腹痛不明顯，即亂服成藥貽誤病情。

# 潰瘍性結腸炎

潰瘍性結腸炎（Ulcerative colitis，簡稱 UC）此種病症在西方人較常見，東方人較罕見，不過東方人發病的人數卻有增加的現象。

## ✳ 發生原因＆症狀辨別
### 貧血、血便中帶有黏液

發病原因和免疫、遺傳、感染有相關性。以症狀分為：

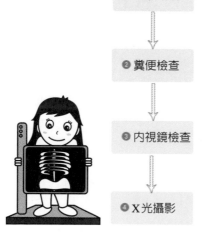

❶ 血液常規　　常見有貧血，多為低血素小細胞性貧血。

❷ 糞便檢查　　目視糞便，可發現血膿或黏液。

❸ 內視鏡檢查　如病變在直腸或乙狀結腸，適用乙狀結腸鏡，若必需了解全部結腸，則可用纖維結腸鏡檢查。

❹ X光攝影　　氣鋇雙重造影可診斷與鑑別本症，但重度患者，尤其結腸損傷者，此檢驗有誘發穿孔之虞，應列為禁忌。

### 1. 消化道相關

腹瀉、血便、腹痛、痙攣性腹脹、黏液便、食慾不振、噁心、嘔吐。

### 2. 全身性相關

發燒、心跳加速、消瘦、貧血、失眠、焦慮等。血液、糞便、內視鏡檢查和 X 光攝影，都是臨床上常用的檢驗方式。

**西醫診治**

## ＊自體免疫力問題為發病主因

發炎性的腸病，在西醫分為「潰瘍性腸炎」和「潰瘍性結腸炎」。潰瘍性的腸炎本來在東方人非常少見，常發生在歐美國家，其發病原因至今不明。

自體免疫力被認為是此病發病原因之一，此病因為少見且臨床症狀和痔瘡相似；因此也常被誤診，有研究顯示：因為身體自己產生會傷害腸黏膜的抗體，使得腸黏膜因此發炎潰瘍。

另有研究指出，可能和遺傳有相關，因為有家族病史的人得到的機率較高，特定種族的人發生機率也高，像是猶太人得此病的人較多，更詳細的研究發現此症患者 HLA−DR₂ 相關基因表現的頻率較高；此病的分布也有特定的區域，英國、美國、挪威、瑞典發病率最高，

亞洲的發病率則非常的低，所以免疫問題被認為可能是發病的主要原因。

潰瘍性結腸炎發病後的病理變化，和感染性的疾病有些類似，所以也有人認為是感染的因素所造成，但是在潰瘍性結腸炎的病人檢體中，還沒發現致病的物質，只發現某些細菌可能有相關，不過都缺乏足夠的證據，證明病毒顆粒存在。

有研究學者將病毒顆粒注射到動物的腸中，結果動物的腸出現類似潰瘍性腸炎的病變，因此也有人認為是感染病毒所造成，然後引發自體免疫的狀況。

除此之外，飲食和心理因素，也會使病情加重，食用到過敏性的食物會加重病情，不過過敏性的食物因人而異。

中醫診治

## 病因是濕邪，病位在大腸

潰瘍性結腸炎在中醫內科臨床屬泄瀉、痢疾、血便、腸風或臟毒範疇，病症的發生係濕、暑、寒、熱之邪侵襲中焦脾胃，食滯大腸及脾胃虛弱等原因，病因是濕邪，病位在大腸。

### 1. 有感外邪

六淫之邪皆能致瀉，其中以濕、暑、寒、熱較多

見，擾亂脾胃，鬱滯腸腑。

### 2. 飲食內傷

飲食過量，宿食內停，恣食肥、甘、膏、粱，呆胃滯脾，或偏啖生冷，誤食不潔之物，皆會損傷腸腑傳導失職，升降失調而發炎瀉痢。

### 3. 情志失調

憂思憤怒，精神緊張致肝氣鬱結，運化失調。

### 4. 脾胃虛弱

飲食失調勞倦內傷，久病纏綿，導致脾胃虛弱，水穀停滯，混雜而瀉。

穴位按摩 DIY

## ＊ 潰瘍性結腸炎的穴位按摩

- ◆穴位：中脘、氣海、足三里、大腸俞、天樞穴。
- ◆力道：中／刺激度約 2 公斤。
- ◆節奏：中/按壓 6 秒，休息 6 秒。
- ◆時間：10 分鐘。
- ◆說明：針對中脘、氣海、足三里、大腸俞、天樞穴位按摩推揉約 10 分鐘，促進腸胃功能。

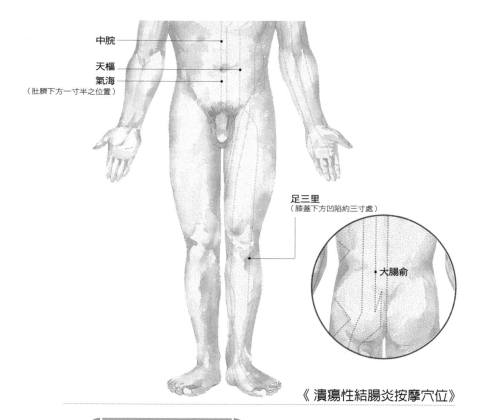

中脘

天樞

氣海
（肚臍下方一寸半之位置）

足三里
（膝蓋下方凹陷約三寸處）

大腸俞

《潰瘍性結腸炎按摩穴位》

醫師的叮嚀

　　有家族病史的人，要多多注意自己的健康並追蹤檢查。反覆發作或持續發病者，應保持心情舒暢，注意飲食有節，起居有常，避免勞累。預防腸道感染，避免復發及加重病情。控制飲食，脘痛腹瀉者應食少渣易消化，低脂肪高蛋白的飲食。少食牛奶、花生等不耐受食品。忌食辛辣、冰冷的食品，戒除菸酒。

# 大腸癌

因為飲食的西化，大腸癌（Colorectal carcinoma）近年來變成常見的癌症，而且發病人數有向上攀升的現象。

**發生原因 & 症狀辨別**
## 大腸瘜肉是癌變徵兆

大腸癌早期沒有明險的症狀，症狀以潛伏的方式存在，會有疲倦、無力、缺鐵性貧血、血便、黑便、排便習慣改變、下腹部絞痛等。在健康檢查的時候，大腸鏡可以幫你檢查有無大腸瘜肉，大腸瘜肉是癌變的早期徵兆喔！以下這些檢查，也是醫師臨床上確認病灶的方法：

- ◆直腸指診：95%直腸指診時，可能觸摸到腫瘤。
- ◆肛門鏡檢查：最大限度可到達直腸壺、下腹部，對內痔、肛瘻管、直腸癌、肛裂等等都可以正確檢查。
- ◆乙狀結腸鏡檢查：適用於肛門口 25 公分內檢查。
- ◆大腸纖維內視鏡檢查：內視鏡可直達盲腸。
- ◆X 光檢查：可用鋇灌法，此為診斷結腸癌的重要方法。

◆大便潛血試驗：結腸癌病人早在臨床症狀出現前，即有大便潛血試驗「陽性」反應。

## ※ 富含鈣質的食物可以預防大腸癌

大腸癌發病率高的區域是北美、東歐等國家，他們每日攝取的脂肪量很高。隨著國人的飲食漸漸西化，大腸癌的比例也隨之增高。

大腸是暫時儲存人類糞便的地方，而糞便是人類食物的殘渣，所以你吃的食物，對於腸道健康占了很大的影響因素。

### 1. 飲食致病

高脂肪的食物，會促使肝臟製造很多的膽汁去幫忙消化脂肪，過多的二級膽酸在腸道中會被細菌發酵成為極強的致癌物質 20—methylcholanthrene；高脂肪的食

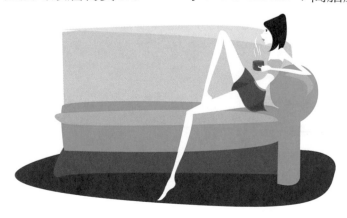

物通常都是紅肉類，紅肉類常用烤或煎的方式烹調，在高溫下蛋白質容易起化學變化，形成致癌物質。

但是人還是不能不吃脂肪，因為脂肪也是營養素之一，但是要怎麼吃得健康？就是得多吃保護性的食物，也就是蔬菜水果；蔬菜水果內含有纖維質，纖維質可以在腸道中增加蠕動，減少腸道和毒性物質的接觸，纖維質會吸收水分，稀釋毒物。另外纖維質可作為腸道細菌的食物，增加腸內好菌的生長；新鮮的蔬菜水果還有天然的維生素 C 和胡蘿蔔素，這些抗氧化物質，可以捕捉自由基，減少發生大腸癌的可能。

以前的人知道吃香腸要配大蒜？有研究顯示大蒜油能減少腸黏膜被致癌物質的損傷，蔥蒜類對腫瘤的保護作用已漸漸被重視，多吃富含鈣質的食物被證實可以預防大腸癌，因為鈣質能皂化游離的膽酸，產少對腸黏膜的毒性，所以要聰明吃食物。

除了聰明的飲食方法，低活動力的人也是大腸癌的危險群，活動量大，可以促進腸道的蠕動，減少毒性物質和腸黏膜的接觸，所以養成運動的習慣也很重要。

### 2. 遺傳致病

遺傳也被認為是發病的因素之一，所以有家族病史的要定期追蹤檢查，如果有一級親屬罹患大腸癌，此人得到大腸癌的機率會增加，如果是在 40 歲以前就發

病，那其親屬就更要注意自己的健康；如有瘜肉也最好做檢查是否為良性，因為此瘜肉可能是大腸癌的早期徵兆，有得過其他腸疾病的人也要多追蹤檢查，像是潰瘍性結腸炎、大腸腺瘤、克隆氏症、吸血蟲病等，保持良好的生活習慣和健康的飲食及定期檢查，才能使大腸癌遠離我們。

中醫診治
## ✳ 病位在大腸，與肝、脾、胃都有密切關係

大腸癌在中醫屬「腸覃」、「癥積」、「腸毒」、「血便」、「下痢」、「腸澼」等範圍，主要病因為：

### 1. 飲食不節

過食肥甘厚味，嗜食辛辣醇酒，以致損傷脾胃，阻滯氣積，蘊久化熱致癌。

### 2. 情志不暢

肝失疏泄，氣機失調，氣血失衡而成癌。

### 3. 脾陽受傷

感受寒、濕外邪，內傷於脾，水穀不調，氣機不暢，血行受阻而致癌。

### 4. 久痢久瀉

脾失健運，氣機不暢，溼熱蘊結，下注大腸，滯留凝結成積。

## 5. 正氣內虛

氣血虛弱運行不暢，陰陽失衡，氣滯血瘀結於腸道。

此證病位在大腸，但與肝、脾、胃都有密切的關係，多因飲食不節、情志不舒，正氣虧虛、氣機不暢、血行受阻而起。

穴位按摩 DIY
## 大腸癌的穴位按摩

- 穴位：足三里、百會、三陰交、氣海、關元。
- 力道：弱 / 刺激度約 1 公斤。
- 節奏：短 / 按壓 3 秒，休息 3 秒。
- 時間：10 分鐘。
- 說明：單純按摩推拿是無法治療癌症的，應接受西醫綜合性療法，配合中醫之調節免疫功能，舒緩治療期間的痛苦，使情志舒暢，睡眠安穩，藉以提升身體的抗病能力。按摩足三里、百會、三陰交、氣海、關元等穴位，力道以痠脹為度。

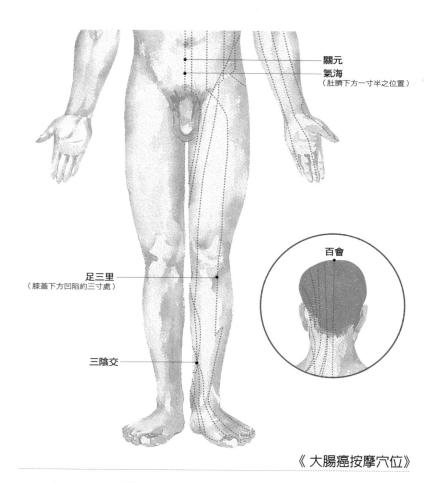

關元
氣海
（肚臍下方一寸半之位置）

足三里
（膝蓋下方凹陷約三寸處）

三陰交

百會

《大腸癌按摩穴位》

**醫師的叮嚀**

　　腺瘤占所有大腸瘜肉的 70%～80%，且與大腸癌關係密切，有可能是癌前病變，其癌變率約 10%～20%，因此必須多加注意，若發現有腺瘤性瘜肉，必須馬上切除。

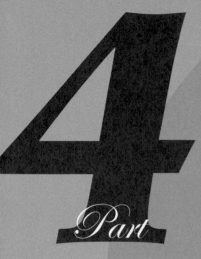

# 4
## Part

# 腸胃病
## 飲食療法

　　藥食結合既可減少藥物的有毒副作用，又能提高治療效果。如今，「藥補不如食補」不僅是醫學界，也是廣大民眾的共識。

　　本篇特別根據腸胃病的不同病症及其食療原則，編寫 46 道取材方便、製作簡單、功效良好的食療藥膳方，使病患者能防病治病，健身強體，早日康復，開心地享受高品質的快樂人生。

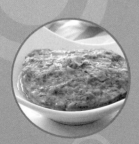
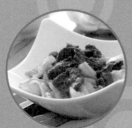
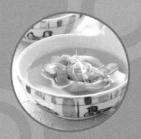

#  肉荳蔻粥

**❖ 材料：**

| | |
|---|---|
| 肉荳蔻 | 2 錢 |
| 生薑 | 3 片 |
| 白米 | 1 杯 |
| 水 | 1 兩 |
| 鹽 | 適量 |

**❖ 製作方法：**

1 將米洗淨，加入 800C.C.的水，煮成稀飯。
2 將生薑切絲，可以依個人喜好添加。
3 將肉荳蔻磨碎。
4 將生薑和肉荳蔻加入稀飯中，再煮 5~10 分鐘即可食用，可加些鹽調味。

**功　效**

　　此粥是出自古書當中，肉荳蔻性辛溫而澀，辛可以化腸胃滯氣，《本草綱目》也記載，肉荳蔻可以暖脾胃，固大腸，可以促進消化；生薑可以開胃；白米可以補中益氣。合而用之對消化不良，療效佳。

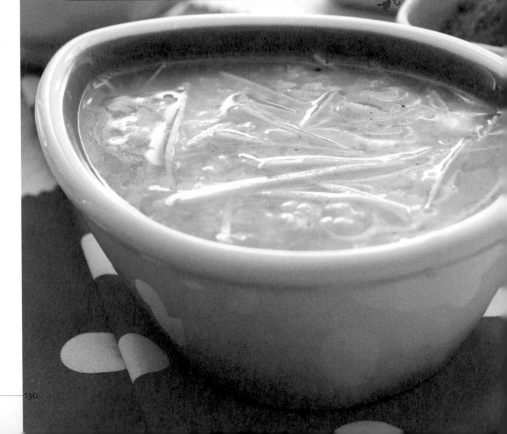

# 🍀 橘皮蘿蔔腿

❖ **材料：**

陳皮 ···················· 1 錢
白蘿蔔 ·············· 1 兩半
雞腿肉 ··············· 3 兩
生薑 ····················· 3 片
油 ························· 2 大匙
糖 ························· 1 小匙
鹽 ························· 適量

❖ **製作方法：**

1 將陳皮用 3 大匙的水，煮至湯汁呈現紅褐色，備用。
2 白蘿蔔洗淨切細絲，備用。
3 將雞腿肉切絲，備用
4 將油燒熱，放入薑片爆香，加入雞肉絲和蘿蔔拌炒。
5 加入陳皮湯汁，煮至入味，調味即可。

功 效

　　陳皮味辛、苦，性溫，可以行氣健脾，可以改善脾胃氣滯所造成的腹脹；蘿蔔生食，性涼味甘辛，熟食性平味甘，生食可以消脹氣，熟食可以助消化，合而用之增進食慾，促進消化。

# 🍀 百合蒸鰻魚

❖ **材料：**

百合（可用新鮮百合也可用乾貨 30g 泡水） ···············3 錢
鰻魚 ·····················7 錢
薑片 ····················· 5 片
蔥 ························· 2 支
黃酒 ····················· 2 大匙
鹽 ························· 適量

❖ **製作方法：**

1 將百合去除內膜後清洗乾淨，蔥切絲，備用。
2 鰻魚用黃酒和少許鹽巴醃漬 10 分鐘。
3 將醃好的鰻魚放在蒸盤上，灑上薑片、蔥絲及百合，一起蒸熟就可以食用了。

功 效

　　鰻魚性味甘平，有活血通絡和補虛益血的作用；百合性微寒，味甘微苦，清心安神除煩熱；兩味合用可以補充營養，增加食慾。

# 🍀 奇異果雪泥

❖ **材料：**

奇異果 ···················· 1 顆
白蘿蔔泥 ··············· 1 杯
蘋果 ······················ 1 顆
糖 ·························· 1 大匙
醋 ·························· 2 小匙

❖ **製作方法：**

1 將蘋果和奇異果切丁。
2 蘿蔔磨成泥。
3 將蘿蔔泥、蘋果丁、奇異果丁及其他調味料，拌勻即可。

　　幫助消化的餐後飲品。
　　奇異果裡含有酵素，可以幫助腸胃的消化；蘋果性平，健脾開胃，也能增加消化功能；醋和生蘿蔔泥也是促進消化的食材。

# 🍀 山楂餅

❖ **材料：**

山楂 ······················ 1 兩
麵粉 ······················ 1 兩
瘦豬絞肉 ··············· 2 兩
油 ·························· 1 匙
糖 ·························· 1 匙
醬油 ······················ 2 匙

❖ **製作方法：**

1 將山楂切碎和豬絞肉、糖、醬油混合均勻，揉成肉團。
2 起油鍋，將肉團壓平，形成肉餅煎熟即可食用。

　　山楂性微溫味甘酸，能健脾胃助消化，對於脂肪多的食物，如：肉類可以減少油膩感；可治腹痛、腹脹。

# ❀佛手玫瑰花茶

❖ **材料：**

玫瑰花 …………… 5~6朵
茶葉（任一種皆可）… 1錢
佛手…………………… 1錢

❖ **製作方法：**

1 將玫瑰花和茶葉裝入杯中或壺中，加入熱水至半滿，輕晃杯子，稍微清洗茶葉、玫瑰花和佛手後，倒除杯中的水分。

2 加熱水至8分滿，待味道出來即可飲用。

功　　效

　　茶葉味苦、甘、性涼，助消化；玫瑰花，味甘、微苦、溫，歸肝、脾經，舒肝解鬱，消除脹氣；佛手，味辛，苦，酸，性溫，可以疏肝理氣，化痰寬胸，三味合用之可提神消脹，解鬱助消化。

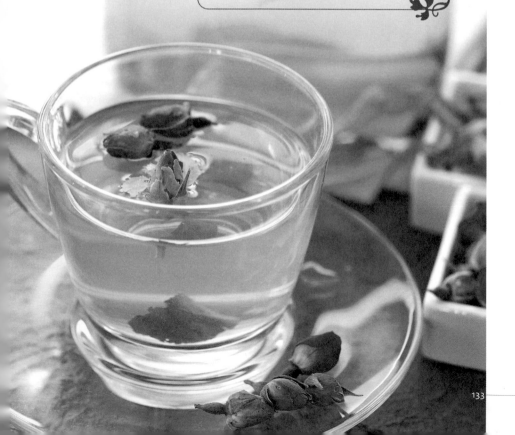

# ❀ 黃耆牛肚湯

❖ **材料：**

牛肚 ························ 半斤
黃耆 ························ 2兩
陳皮 ························ 2錢
生薑 ························ 4片
鹽 ·························· 適量

❖ **製作方法：**

1 選用新鮮牛肚，用水反覆沖洗後，並用鹽去除黏液沖洗乾淨，再用熱水煮熟備用。
2 將黃耆、陳皮、生薑洗乾淨後備用。
3 將牛肚切成適口的大小，和黃耆、陳皮、生薑一起放入鍋中，加水適量用大火煮至沸騰後，用小火煮 1~2 個小時，調味即可食用。

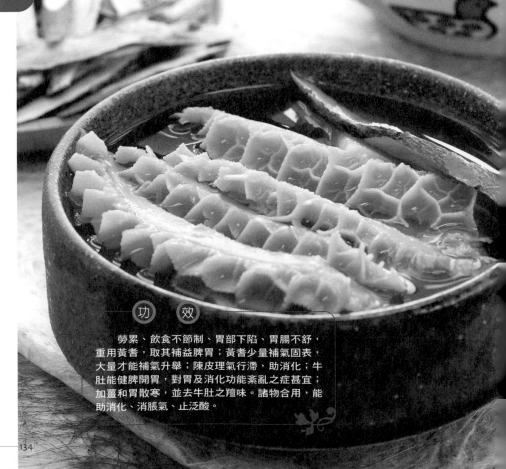

**功　效**

勞累、飲食不節制、胃部下陷、胃腸不舒，重用黃耆，取其補益脾胃；黃耆少量補氣固表，大量才能補氣升舉；陳皮理氣行滯，助消化；牛肚能健脾開胃，對胃及消化功能紊亂之症甚宜；加薑和胃散寒，並去牛肚之羶味。諸物合用，能助消化、消脹氣、止泛酸。

# ❀ 山藥雞內金鱔魚湯

**❖ 材料：**

黃鱔····················· 半斤
雞內金··············· 3 錢
山藥··················· 3 錢
生薑··················· 4 片
米酒··················· 1 匙
鹽····················· 適量

**❖ 製作方法：**

1 將黃鱔去除內臟，洗乾淨後切成段，用開水燙熟。
2 將山藥洗乾淨削皮。
3 雞內金洗乾淨備用。
4 起油鍋，用薑片爆香魚肉，再加入米酒和適量清水煮滾。
5 加入雞內金和山藥燉煮 1 小時，用鹽調味，即可食用。

　　黃鱔民間用於治脾虛體弱，因其營養價值高，對小兒消化不良或食慾不振均有良效；雞內金（雞胗）有消食導滯，除腹脹之功；山藥即淮山（淮山係山藥經泡製後的成品，因淮山產山藥最優且有名故稱淮山），**補益脾胃，增進飲食**；生薑和胃去腥；諸物合用，健脾和胃，強壯身體。

# ❀ 丁香瘦肉湯

**❖ 材料：**

豬瘦肉··············· 1 兩
丁香··················· 1 錢
薑片··················· 3 片

**❖ 製作方法：**

1 將豬瘦肉洗乾淨後切塊。
2 將丁香、薑片和豬瘦肉一起放入鍋中，加入適量的清水煮沸後；轉以文火煮一個小時後即可食用，可加一點鹽巴調味。

　　丁香為辛溫之品，能暖胃溫中，降逆止呃；陳皮能行氣和胃，降逆止嘔，幫助丁香止呃；豬瘦肉能補益脾胃，減少丁香和陳皮的辛躁，使此湯能達到止逆降酸之功能，又不會造成胃部躁熱的情形。

# ❀ 砂仁佛手茶

❖ **材料**：

砂仁·····················2錢
佛手·····················4錢

❖ **製作方法**：

1 將佛手和砂仁打碎備用。
2 先用水煎佛手，後下砂仁煎煮約10分鐘。
3 去掉渣，即可食用。

功　效

　　佛手善於疏解肝氣，條達肝鬱（紓解肝之鬱結），兼能和中化滯（促進蠕動），其行氣力佳，但止痛力稍遜；故配以砂仁輔助；砂仁行氣止痛力強，兼能溫中化滯（溫暖腸胃，促進蠕動），主胃寒腹痛，二藥合用，使肝胃調和，胃的功能得以恢復而止痛。

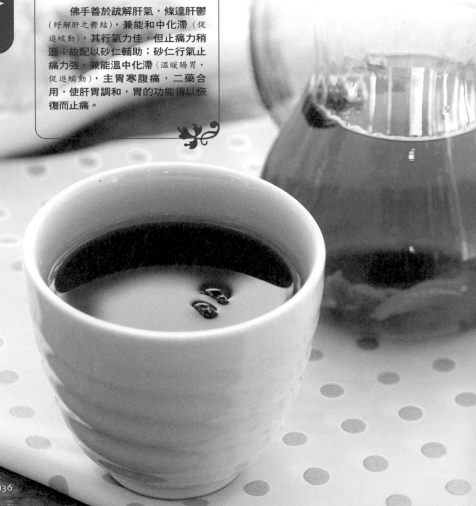

# ✿ 桂圓花生湯

❖ **材料：**

花生··················1 兩
紅棗··················1 錢
桂圓··················4 粒
白糖··················適量

❖ **製作方法：**

1 將花生洗淨，紅棗洗淨去核備用。
2 花生、紅棗、桂圓三物同放鍋中加水煮沸後，用小火慢燉，燉至花生軟爛即可。
3 加入白糖即可飲用。

功　效

　　花生補脾益氣，潤腸通便；桂圓養血安神，專治腸胃虛弱之反胃、飲食不振；紅棗有調和及安神之效；白糖清熱，生津止渴，諸藥合用可以滋潤腸胃，補中益氣，養血生津，消除胃的發炎。

# ✿ 豆豉青椒炒鱔片

❖ **材料：**

青椒··················1 個
黃鱔··················1 尾
薑·····················4 片
豆豉··················1 匙
油·····················2 匙
太白粉···············1 匙
醬油··················2 匙
米酒··················1 匙

❖ **製作方法：**

1 將青椒洗乾淨，切開去籽後切塊，用 1 匙油炒至八分熟。
2 將鱔魚去骨切成片，加上米酒及太白粉、薑片醃漬 3~5 分鐘。
3 起油鍋，將鱔片炒至八分熟後放入炒好的青椒，加入豆豉、醬油拌炒均勻即可。

功　效

　　青椒性味辛熱，能發汗散寒入心脾二經，能溫中健胃，治嘔吐、腹痛；生薑、豆豉共助青椒去風寒濕邪；黃鱔性味甘溫，可補虛損，強筋骨，魚肉蛋白質較好消化吸收，減少胃部的負擔，同用可助消化。

#  白芍石斛瘦肉湯

❖ **材料：**

| | |
|---|---|
| 豬瘦肉 | 半斤 |
| 白芍 | 4 錢 |
| 石斛 | 4 錢 |
| 紅棗 | 4 粒 |
| 鹽 | 適量 |

❖ **製作方法：**

1 豬瘦肉切片，紅棗去核，白芍和石斛洗乾淨備用。

2 將所有食材放入鍋中，加水適量，以大火煮沸，再小火熬 1~2 小時，調味後即可食用。

**功　效**

　　石斛善於養胃陰，退虛熱、開胃健脾；白芍功效為養陰、保肝止痛，助石斛養陰生熱，也助紅棗緩急止痛。豬瘦肉有補益腸胃，養陰生津的效果。諸藥合用，可治療陽虛有熱者（也就是西醫說的慢性胃炎）有緩急止痛作用。

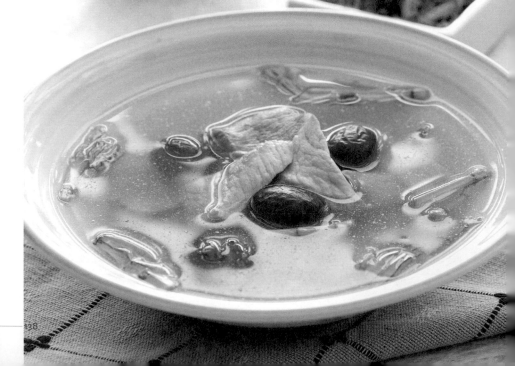

# ❀ 枳殼青皮豬肚湯

❖ **材料：**

| 豬肚 | 半個 |
| 枳殼 | 4錢 |
| 青皮 | 2錢 |
| 生薑 | 4片 |
| 青蔥 | 適量 |
| 鹽 | 適量 |

❖ **製作方法：**

1 將豬肚去除肥油，以麵粉或鹽搓洗掉黏液，並用清水沖洗乾淨；再放入熱水中去腥味及去膜後切片備用。

2 青皮和枳殼清洗乾淨後備用。

3 將全部食材放入鍋中，加水適量（依鍋大小），將水淹過食材；用大水煮滾後，再改小火慢燉2小時，加青蔥、鹽調味後即可食用。

### 功　效

　　枳殼解行氣消積，健胃止痛，有改善腸胃功能的效果；青皮為橘未成熟之果皮，有疏肝消滯之功；豬肚為以胃治胃，補益脾胃，增加營養，供脾胃健運，生薑和中（調理腹部）開胃，去豬肚的腥味。此藥膳對於肝胃氣滯者，因情志不暢發作之慢性胃炎，有減少胃痛的作用。

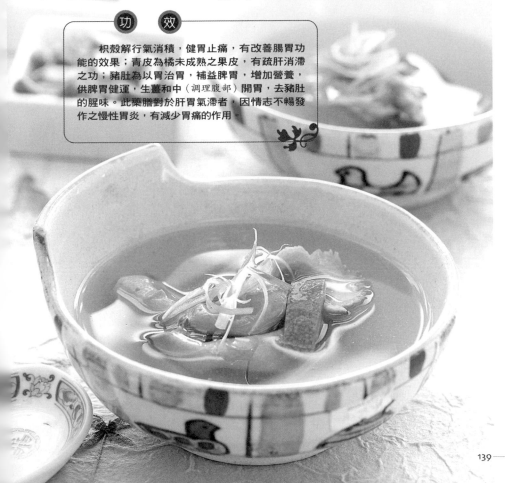

胃下垂

# 桂皮砂仁牛肉湯

❖ **材料：**

牛肉····················· 半斤
砂仁····················· 2 錢
陳皮····················· 1 錢
桂皮····················· 半錢
生薑····················· 4 片
青蔥····················· 少許
鹽······················· 適量

❖ **製作方法：**

1 砂仁打碎，桂皮刮去粗皮，陳皮、生薑洗
乾淨後備用。
2 將全部的材料放進燉盅後，加水適量並將燉
盅加蓋，以小火隔水加熱 2~3 小時。
3 湯煮好後，濾掉浮渣後加青蔥、鹽調味即可
食用。

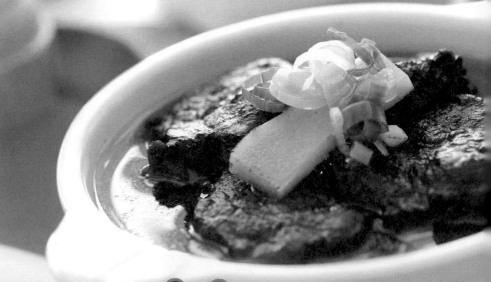

## 功　效

　　桂皮又稱肉桂，可溫散寒凝（冷會凝結，而溫可以消散）
而暖脾胃，善治腹脘冷痛，有健胃除腹痛的作用；砂仁、陳皮
均能和胃止吐，其中砂仁偏溫，陳皮偏於行氣消脹；互相為用
有開胃止痛之效。牛肉以取中腿部之瘦肉為佳，能補益脾胃、
強壯身體。加上生薑和胃散寒，去除牛肉的腥味。諸味合用能
溫中健胃，為飲食不節制，導致腸胃氣滯、消化不良的胃下垂
患者，助其恢復臟器功能。

# ✿ 黃精粥

❖ **材料：**

黃精··················· 1 兩
黨參··················· 5 錢
黃耆··················· 5 錢
山藥··················· 1 兩
紫米··················· 2 兩
鹽 ···················· 適量

❖ **製作方法：**

1 將藥材和紫米洗乾淨備用。
2 將材料放入鍋中，加水適量，以小火熬成
　粥，去除黃耆，加鹽調為即可食用。

  功 效

　　此粥為滋養健胃之品。其中黃精為健脾胃滋養之品，而黃耆功效為補中（身體的中段）益氣，加強黃精的補益效果；又可糾正黃精滋滯之偏（減少黃精帶來的脹氣）。山藥為補腸胃，用澀止瀉，補而不黏滯。黨參則有補中益氣，助黃精補虛的功效，有利於營養的吸收。紫米能補脾胃，益肺氣，用以煮粥較好消化吸收，效果更好。以上合用，可健脾開胃，增加營養；久服可延年益壽為良好的調護。體虛胃下垂者，適合使用。

# ✿ 生薑湯

❖ **材料：**

生薑··················· 100g
白糖··················· 適量

❖ **製作方法：**

1 生薑去皮切細。
2 用少量的水煎，取三分之二的水空腹喝。
3 也可加入白糖飲用。

  功 效

　　生薑性味辛溫，無毒且能解毒；除冷痢腹痛，有益脾胃，提升胃下垂效果。

# 白芨豬肚湯

❖ **材料**：

豬肚……………… 半斤
白芨……………… 4 錢
生薑……………… 4 片

❖ **製作方法**：

1 將豬肚去肥油，用鹽加清水反覆搓洗乾淨；再用熱開水燙去腥味並刮去白膜備用。
2 白芨、生薑洗乾淨備用。
3 將全部用料放入鍋中，加入清水，用大火煮沸後轉小火煮 2~3 小時，調味後即可食用。

## 功　效

　　白芨收斂止血，養衛生肌，為良好止血藥，且可促進潰瘍面的癒合；豬肚能補虛損，健脾胃；生薑可驅胃寒和豬肚的腥味。諸味合用為標本兼治，又止血又健腸胃，促進潰瘍癒合。

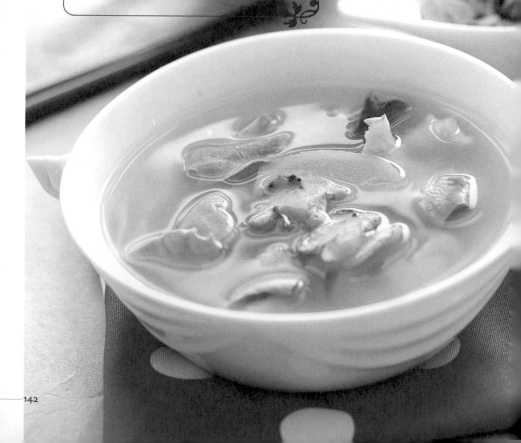

# ✿陳皮紫蘇粥

❖ **材料：**

陳皮……………… 6 錢
紫蘇……………… 3 錢
生薑……………… 4 片
白米……………… 2 兩

❖ **製作方法：**

1 將陳皮、紫蘇及生薑洗乾淨，用水煎，去渣取汁備用。
2 白米洗乾淨後加入藥汁，用小火煮成粥，即可食用。

　　本粥為行氣健胃之藥膳佳品，陳皮有行氣化滯、降逆止嘔和增加食慾之效，對於消化道有緩和刺激的作用；紫蘇能行氣消脹氣，以助陳皮和胃並加強止嘔的效果；生薑善於溫胃散寒，降逆止嘔，也能加強紫蘇和陳皮止嘔的作用，還助消化之力。白米能制陳皮無散溫燥之偏，又具補益脾胃之功，為理想行氣健胃止嘔之粥品。

# ✿薑汁牛肉飯

❖ **材料：**

牛肉 ……………… 2 兩
生薑 ……………… 1 兩
米 ………………… 3 兩
醬油 ……………… 1 匙
糖 ………………… 1 匙

❖ **製作方法：**

1 牛肉洗乾淨後切片備用，米放入電鍋或陶鍋中加入 80g 的水蒸煮。
2 將薑用磨板磨出薑汁，和醬油、糖一起放入肉中攪拌均勻醃漬 5~10 分鐘。
3 待米飯煮熟，將醃好的牛肉放入鍋中，再加熱至牛肉悶熟為止即可食用。

　　此道為滋補溫中之常用品，薑汁性味溫辛，能溫中和胃止嘔；牛肉性味甘溫，能補中益氣，強健胃部，補充營養，可防潰瘍發生。

**消化性潰瘍**

#  包心菜炒牛肉

❖ **材料：**

| | |
|---|---|
| 牛肉 | 2兩 |
| 包心菜 | 1斤 |
| 大蒜末 | 2小匙 |
| 生薑 | 2片 |
| 醬油 | 2小匙 |
| 太白粉 | 1小匙 |
| 鹽 | 2小匙 |

❖ **製作方法：**

1 將包心菜洗淨，切成適口的大小備用，鮮牛肉切片，用醬油和太白粉略醃至入味。

2 大火起油鍋，薑爆香然後放入牛肉炒至八分熟起鍋。

3 在鍋中留下些許油，大蒜末爆香後將包心菜放入炒軟後，最後放入牛肉翻炒加鹽調味後即可食用。

**功　效**

此為胃潰瘍之佳膳，包心菜（即捲心菜俗稱高麗菜或甘藍菜，屬十字花科）對於胃和十二指腸的潰瘍有止痛和促進傷口癒合的作用；牛肉能補中益氣，滋養脾胃以助包心菜治療胃痛；薑蒜能和胃，去腥。全部一起食用，可治療胃痛。

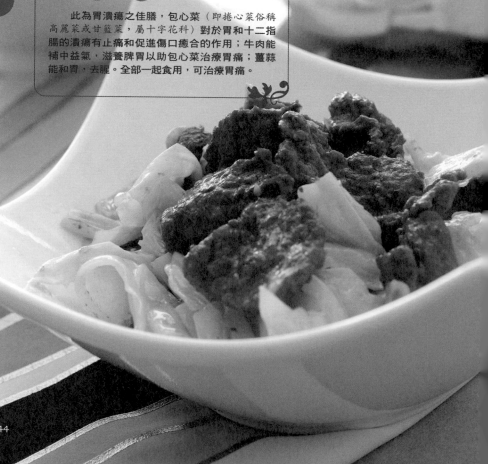

# ❀ 黨參紅棗鱔魚湯

## ❖ 材料：

黃鱔……………… 8 兩
黨參………………… 4 錢
陳皮………………… 1 錢
紅棗………………… 5 粒
生薑………………… 4 片
鹽……………………… 適量

## ❖ 製作方法：

1 黃鱔去除內臟，洗乾淨後，切段用開水洗
去血水。

2 黨參、陳皮、紅棗（去核）洗乾淨備用。

3 將全部材料放入鍋內，加水適量，大火煮
沸，再用小火煮 1~2 小時，調味即可食用。

　　黨參為補脾氣用藥，供脾氣健運以助消化；陳皮和胃止嘔行氣消滯，與黨參
合用能補益脾氣，又能行氣消滯止痛；鱔魚能補氣益血，為腸胃病之食療佳品，
配合黨參，補益脾氣更大；紅棗、生薑和胃補中，且可去黃鱔的腥味，合而為
用，食養治病兼顧，對潰瘍虛病之胃腸病很適合。

# ❀ 白胡椒煨豬肚

## ❖ 材料：

豬肚………………… 1 個
白胡椒（粒狀）……… 4 錢
蔥…………………… 1 支
薑…………………… 3 片

## ❖ 製作方法：

1 將豬肚清洗乾淨（保持完整）。

2 將白胡椒打碎後放入豬肚中，加入少量的
水，然後用細棉線將豬肚封起來。

3 將封好的豬肚放入鍋中，加入能蓋過食材的
水量，加入蔥段和薑片用文火煨熟，如中間
水分不足可再加水，使豬肚悶熟為止，熟後
可加入一點鹽巴調味。

　　白胡椒為胡椒的成熟果，經加工後去除外皮而成，味辛，性溫，能止痛溫
中，其氣味芳香能健脾胃，除胃寒及腹痛和嘔吐、腹瀉；豬肚性味甘溫，能補中
益氣，以臟補臟與胡椒同用能引藥入胃經，強胃健脾散寒止痛，為治療潰瘍良
方。

# ✿ 麥芽山楂雞蛋湯

❖ **材料：**

| | |
|---|---|
| 雞蛋 | 2個 |
| 麥芽 | 5錢 |
| 山楂 | 6錢 |
| 山藥 | 5錢 |
| 鹽 | 適量 |

❖ **製作方法：**

1 麥芽、山楂、山藥洗淨，加水適量小火熬煮約1小時，去渣取汁。

2 將藥汁煮沸，下蛋汁攪勻，適量調味即可食用。

 **功　效**

麥芽健胃消食；山楂消食滯，善消肉食油膩之積；山藥健脾益胃；三藥合用，消化中帶補，加上雞蛋更為滋補，合煮為湯品，更具健脾開胃，消食積之作用。

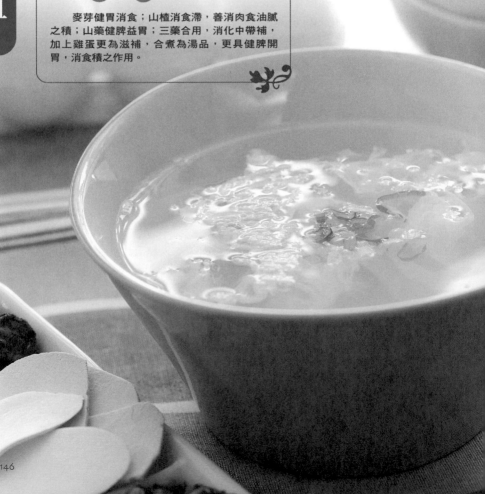

# ✿丁香薑糖

❖ **材料：**

生薑末·················· 1兩
丁香粉·················· 1錢
白糖······················ 半斤

❖ **製作方法：**

1 將白糖放入鍋內加水適量，小火熬煮至稠狀如膠。

2 將生薑末、丁香粉加入糖膠中繼續小火熬煮，直至用湯匙挑起呈絲狀而不黏手，置冷切塊食用。

**功 效**

　　生薑散寒止嘔；丁香溫中止嘔、止呃，並能行氣、止痛、止瀉。兩藥合用其降逆止嘔、散寒止痛效果更強，併白糖膠，補中益氣、緩急止痛，是補虛、緩急、降逆、止嘔之理想食品。

# ✿椒腿燴山藥

❖ **材料：**

新鮮山藥 ·············· 2兩
京華火腿肉 ·········· 1兩
花椒 ···················· 1錢
太白粉··················· 1匙

❖ **製作方法：**

1 將山藥（淮山）切成薄片（約1~2公分），排盤蒸熟備用。

2 將火腿切成細末，放入鍋中加水 3 匙煮沸後，勾芡灑入花椒。

3 將芡汁灑在山藥上即可食用。

**功 效**

　　山藥味甘性平，能補氣益脾胃和止泄痢；花椒能入脾胃經，能溫中止痛，除六腑的寒冷；火腿性味甘鹹，溫入脾經和胃經，能健脾胃；諸味合用能健脾開胃，通暢腸道，防止食物滯留。

#  靈芝粉蒸肉餅

胃癌

❖材料：
靈芝⋯⋯⋯⋯⋯ 1錢
豬瘦肉⋯⋯⋯⋯ 3兩
青蔥⋯⋯⋯⋯⋯ 少許
鹽⋯⋯⋯⋯⋯⋯ 適量

❖製作方法：
1 靈芝洗淨，晾乾研末，豬瘦肉剁成醬。
2 靈芝末與肉醬置於碗內，適當調味，隔水蒸熟即可隨意食用。

 功 效

胃癌病患，神疲倦怠，心悸失眠，食少懶言，靈芝功能補益氣血，養心安神，止咳平喘，抑制癌細胞，提升白血球，加速肝臟合成血清蛋白；豬瘦肉補肝益血，滋潤肌膚，合而為用，平補清養，補虛損，益精氣。

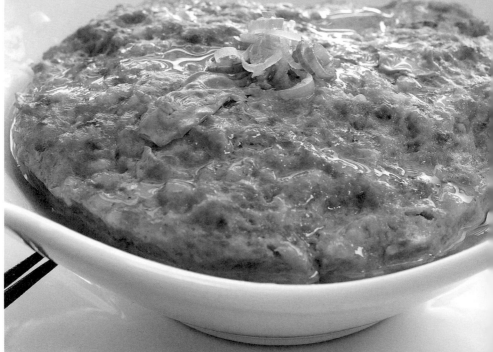

# ❀ 猴頭菇燉雞湯

❖ **材料：**

新鮮猴頭菇 ……… 6兩
烏骨雞 ……………… 半斤
紅棗 ………………… 5粒
生薑 ………………… 2片

❖ **製作方法：**

1 猴頭菇洗淨切厚片，紅棗去核，生薑洗淨。
2 烏骨雞去毛、內臟，洗淨切塊。
3 全部食材放入燉盅中，加水適量，燉盅加蓋，隔水小火燉煮約2小時，調味即可飲湯食肉。

功　效

　　本湯品以滋補虛損為主，猴頭菇健脾、益胃、助消化，內含多醣類、多肽類，可抑制癌細胞，改善症狀，縮小腫塊，調節免疫功能；烏骨雞補血益陰，生津除熱，可治療虛勞羸弱；紅棗健脾養血；生薑健胃調和，諸物合用則補虛弱，益氣血。

# ❀ 三味蒸鯽魚

❖ **材料：**

砂仁 ………………… 3錢
陳皮 ………………… 3錢
胡椒 ………………… 3錢
鯽魚（約25兩）…………
………… 3小條或1大條
蒜 …………………… 2粒
醬油 ………………… 1匙
糖 …………………… 1匙

❖ **製作方法：**

1 將鯽魚去除內臟及鱗片備用。
2 將砂仁、陳皮、胡椒放入鍋中，加水熬煮出約一碗的藥汁。
3 將蒜切末，混入藥汁中和醬油及糖形成蒸魚醬汁。
4 將鯽魚放在蒸盤上，然後加入蒸魚醬汁，放入蒸鍋或電鍋裡蒸熟即可食用。

功　效

　　砂仁性味辛溫，可溫中行氣；陳皮可理氣調中；鯽魚味甘，性溫，可補脾益氣；胡椒有強溫止痛之效，諸味合用有助胃癌之術後調理。

# ✿ 山藥雞內金粥

❖ **材料：**

| | |
|---|---|
| 山藥 | 1兩 |
| 雞內金 | 3錢 |
| 山楂 | 2錢 |
| 小米 | 4兩 |

❖ **製作方法：**

1 將所有食材洗淨備用。
2 全部用料一起入鍋內，加清水適量，大火煮沸，小火繼續熬成粥，隨量食用。

 功　效

　　小米滋養腸胃，煮粥食益丹田，補虛損；雞內金為雞之內膜，能運脾消食積、消胃脹；山楂消食化積，尤其肉食油膩之滯，助脾健胃；山藥平補脾氣，厚腸止瀉，有助小米功能；四物合用，對脘腹飽脹、腸鳴腹瀉等有健脾開胃，消除導滯之功。

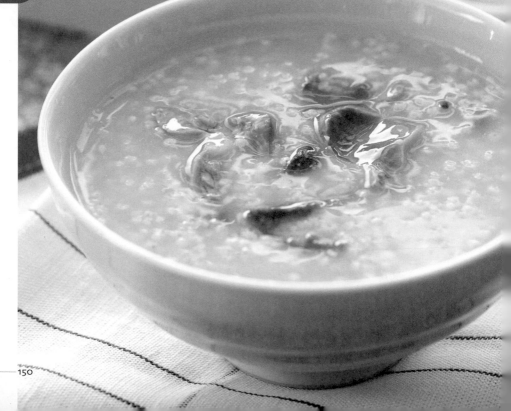

# ❀苡仁陳皮鴨肉湯

❖ **材料：**

鴨肉⋯⋯⋯⋯⋯半斤
炒苡仁⋯⋯⋯⋯1兩
蓮子⋯⋯⋯⋯⋯1兩
陳皮⋯⋯⋯⋯⋯2錢
生薑⋯⋯⋯⋯⋯4片

❖ **製作方法：**

1 將鴨肉洗乾淨切塊，炒苡仁、蓮子、生薑
　用水清洗乾淨備用。
2 將全部材料一齊放入鍋中，加水適量用大火
　煮沸後，改小火煮2小時；調味即可食用。

 功　效

　　炒苡仁能補益脾氣，去濕止瀉，尤用於腸胃虛弱之泄瀉；配蓮子去心，加強
補氣功效又能固澀腸胃以止瀉；陳皮行氣化滯，和胃止嘔，促進胃腸功能蠕動，
去除腸胃脹氣，有健胃除脹之功能；鴨肉能補益脾氣，適於脾胃不健，食飲不振
或脾虛小腫；鴨肉與陳皮相配，補而不積；生薑和胃調中，四物合用能補脾健
胃，去濕止瀉，大便泄瀉，肢體腫脹者有良效。

# ❀白果蓮子糖水

❖ **材料：**

白果⋯⋯⋯⋯⋯4錢
蓮子⋯⋯⋯⋯⋯5錢
砂糖⋯⋯⋯⋯⋯8錢

❖ **製作方法：**

1 將所蓮子去心後，和白果一同放入鍋中加適
　量的水，以文火燉煮至果實軟。
2 煮好後放入砂糖即可食用。

 功　效

　　白果就是銀杏，性味甘平苦澀，有小毒不宜久煮，能補肺益氣，止咳平喘；
蓮子性味甘平，能補脾止瀉，養心安神；合用有整腸止瀉，鎮靜安神功效。

便
祕

# ✿ 黃精牛肉湯

❖ **材料：**
黃精 ·················· 1 兩
牛肉 ·················· 半斤
生薑 ·················· 4 片
胡桃肉 ·············· 1 兩
青蔥 ·················· 少許
鹽 ···················· 適量

❖ **製作方法：**
1 將黃精、生薑、胡桃肉洗淨，牛肉洗淨切塊。
2 全部材料一起入鍋，加適量清水，大火煮沸後改小火煮約 90 分鐘，調味即可飲用。

 功 效

　　針對老年體弱腸躁便祕或習慣性便祕，黃精質潤多液，能補脾氣又兼滋陰液，潤腸躁，是平補佳品；胡桃肉油潤多脂，補腎助陽，強壯腰膝，滑利大便，二者合用，一補脾氣，一溫腎陽，補而不燥又兼潤腸通便；牛肉調補氣血，增強體力，加以生薑，和胃去羶味，藥食合用，補益腸胃且潤腸通便。

解

# 🍀決明子飲

❖ **材料：**

決明子 (炒過) …… 1 兩
蜂蜜 ………………… 1 兩

❖ **製作方法：**

1 將決明子搗碎水煎。
2 再加入蜂蜜攪勻。
3 早晚各服一次或代茶飲。

決明子富脂質潤，上清肝火，下潤大腸，用以腸躁便祕有緩瀉作用，並可降血脂，降血壓；蜂蜜潤腸通便，潤肺止咳，久服養顏，是很好的營養滋潤劑，二者合用，潤燥清熱，作用平和，可常服，通便效果佳。

# 🍀炒白菜心

❖ **材料：**

油 …………………… 3 匙
白菜心 ………… 0.3 公斤
鹽巴 ………………… 適量

❖ **製作方法：**

1 將白菜心洗乾淨後，切成塊狀。
2 起油鍋，將白菜心炒嫩後，加入鹽巴即可。

此道膳食能使腸腔內體液增加，引起電解質轉換改變，所以腸機神經叢刺激腸蠕動加速，促排便順暢。

# ✿花椒肉蔻茶

❖ **材料：**
花椒 ······················ 2錢
肉豆蔻 ··················· 3錢

❖ **製作方法：**
1 二藥入水合煎服飲。

功　效

　　本方多治久瀉不止，花椒溫中袪寒，芳香健胃，消宿食，止泄瀉；肉豆蔻，溫中行氣，澀腸止瀉，善治腸胃虛寒之久瀉，兩藥合用，一偏溫中散寒，治其本，一偏澀腸止瀉，治其標，合而為用，溫中止瀉，其效倍增。

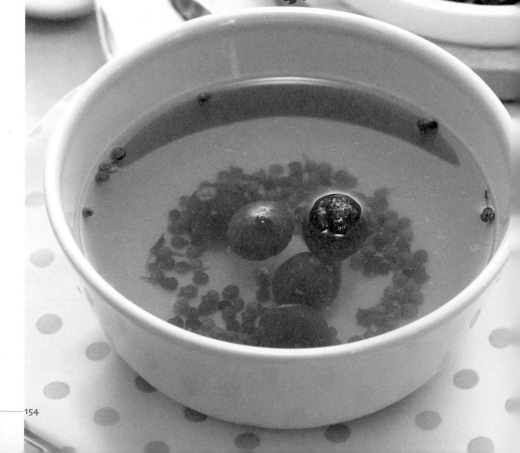

# ❁ 蓮子芡實粥

❖ **材料：**
蓮子······················ 1兩
芡實······················ 1兩
梗米······················ 2兩

❖ **製作方法：**
1 將蓮子、芡實、梗米洗淨。
2 全部材料一起放入鍋內，加水適量，大火煮沸後，改小火熬煮成粥，可隨量食用。

　　蓮子健脾補氣，補中帶澀，故可兼以固腸止瀉；芡實，甘能補脾，兼可利水，常用於脾虛泄瀉；梗米益胃和中，調養腸胃。三味合用共煮成粥，有健脾益胃，去濕止瀉之功，平補又不呆滯。

# ❁ 扁豆炒山藥

❖ **材料：**
扁豆······················ 8錢
山藥······················ 2兩
醬油······················ 1匙
糖························· 1匙
油························· 1匙

❖ **製作方法：**
1 將山藥去皮後切成小丁。
2 起油鍋，將扁豆和山藥丁一起炒，再加入調味料拌勻即可食用。

　　扁豆性味甘平，能健脾和胃，去濕止瀉；山藥和扁豆作用相似，還能補中益氣及健脾開胃之效，合用有健胃整腸止痢功效。

# 參耆苡米粥

潰瘍性結腸炎

❖ **材料：**

薰參⋯⋯⋯⋯⋯ 4 錢
黃耆⋯⋯⋯⋯⋯ 5 錢
炒苡米⋯⋯⋯⋯ 2 兩
紅棗⋯⋯⋯⋯⋯ 4 粒

❖ **製作方法：**

1 將薰參、黃耆、炒苡米洗淨，用冷水浸泡透。

2 全部用料一起入鍋內，加適量清水，小火煮熬成粥，隨量食用。

**功　效**

黃耆補益脾氣、利水，可治脾虛，及脫肛水腫；薰參補益腸胃，補氣生血，可正腸胃紊亂，增進食慾，與黃耆相配，效果相乘；苡米炒過能健脾益胃，又可去濕止瀉，與黃耆相伍，健脾利水且消腫；紅棗益氣和胃，諸藥同用益氣、健脾、去濕、止瀉兼顧。

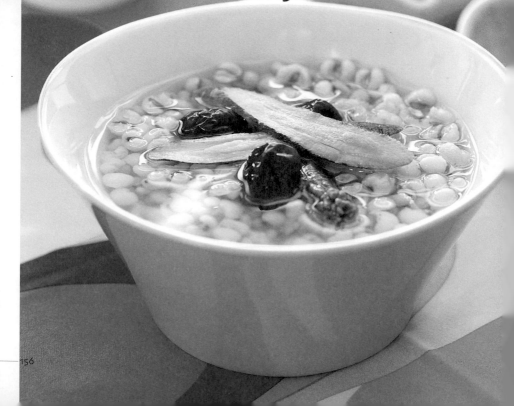

# ✿扁豆牛肉湯

❖ **材料：**

牛肉 ·················· 半斤
炒扁豆 ············· 2 兩
黃實 ················· 1 兩
生薑 ················· 4 片

❖ **製作方法：**

1 將牛肉洗淨切塊，扁豆、黃實、生薑洗淨備用。
2 全部用料一起入鍋，加入清水適量，以大火煮沸後轉小火煮約 45 分鐘，即可調味隨意飲湯食肉。

　　扁豆健脾化濕，炒過更增加止瀉功能；黃實能補腸胃，澀腸止瀉，善治腸胃虛弱泄瀉日久不止者；牛肉補益脾胃，增進食慾，補虛、安中、益氣，含豐富蛋白質，脂肪含量少且易消化；生薑和中開胃並可去牛肉之羶，四物合用，健運脾胃，去濕則泄瀉自止。

# ✿歹韭白粥

❖ **材料：**

歹韭白 ··············· 5 錢
精米 ················· 1 兩
鹽 ···················· 適量

❖ **製作方法：**

1 歹韭白切碎與米同煮。
2 加調味料即可服用。

　　歹韭白能行氣導滯，理氣通腸，配精米益補中，行氣消脹，溫中開胃，澀腸止瀉，為結腸炎的良品。

# ✿ 金針木耳雞湯

**大腸癌**

❖ **材料：**

| | |
|---|---|
| 金針 | 1兩 |
| 乾黑木耳 | 2錢 |
| 雞肉 | 半斤 |
| 鹽 | 適量 |

❖ **製作方法：**

1 將金針洗淨，木耳洗淨泡軟，雞肉洗淨切絲。

2 將金針、黑木耳放入鍋內以大火煮約10分鐘，加入雞肉絲煮熟，調味即可喝湯吃肉。

## 功　效

金針清利濕熱，養血補虛，含豐富維生素及礦物質；黑木耳能涼血、止血，補氣耐飢；雞肉補中健脾。三味合用，不但可補血虛、行血瘀、涼血熱，因此對大腸濕熱瘀滯，有補血、和血、止痢之功，對大便膿血有補血、止瀉之效。

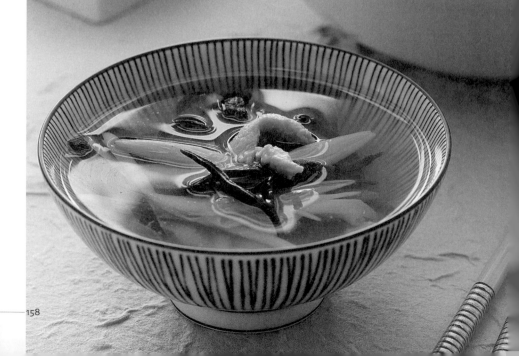

# ❀ 山藥枸杞燉甲魚湯

❖ **材料：**

甲魚（鱉）............ 1 隻
山藥.................... 1 兩
枸杞子................. 5 錢
紅棗.................... 5 粒

❖ **製作方法：**

1 山藥洗淨浸泡約 30 分鐘，枸杞子、紅棗去核洗淨。
2 甲魚用熱水燙，使其排尿，切開除內膜洗淨，切塊備用。
3 全部用料一起入燉盅內，加開水適量，小火隔水燉約 2 小時，調味即可食用。

 **功　效**

本方針對大腸癌手術後或化療後，血虛發熱，頭暈目眩，食慾不振，有健脾養血、滋陰補腎、清熱等效果。甲魚又稱鱉，滋陰養血、平肝，殼可軟堅散結，有清熱之效；山藥補益肝、腎；枸杞子滋補肝、腎；紅棗健脾養血；生薑和中；合而用之，滋腎健脾、生精補虛、養陰清熱。

# ❀ 杏仁芝麻糖

❖ **材料：**

甜杏仁................. 8 錢
黑芝麻................. 3 兩
白糖.................... 4 兩
蜂蜜.................... 4 兩

❖ **製作方法：**

1 將黑芝麻放入鍋中，炒至水分蒸發備用。
2 將甜杏仁處理乾淨後，和黑芝麻放入研磨器中一起磨細。
3 將全部材料放置模型中（鐵盤也可），拌勻。
4 將容器加蓋，然後隔水蒸一個小時。

 **功　效**

甜杏仁性平味甘，能消心腹的逆悶；黑芝麻能補中益氣，潤腸；蜂蜜煮熟後性平味甘，能止痛解毒，潤臟腑、調脾胃及補中益氣；諸味合用能潤腸使解便順利，以防產生癌變。

胃神經官能症

# ✤薑汁燉砂仁

❖ **材料：**

砂仁·················· 1 錢半
生薑汁 ·············· 1 大匙

❖ **製作方法：**

1 砂仁洗淨。

2 二物加清水半碗，隔水燉 30 分鐘，去渣後
即可飲用。

功　效

　　生薑可止嘔散寒，且可治打嗝反胃；砂仁能行氣調中，開胃治腹痛、痞脹、消化不良、食滯不消、噎膈嘔吐。二物合用，能驅胃寒痛及止嘔吐。

# ✤甘薑大棗湯

❖ **材料：**

甘草·························3 錢
小麥·························1 兩
大棗·························5 枚
生薑汁 ·················1 大匙

❖ **製作方法：**

1 甘草、小麥、大棗洗淨泡水 30 分鐘。

2 加入生薑汁及清水兩碗煎至一碗，去渣後
飲湯。

功　效

　　甘草能和中緩急，潤肺解毒，安魂定魄，治一切虛損，驚悸煩悶，健忘的功效；小麥能養心，益胃除熱止渴，健脾止虛汗；大棗能補益和胃，益氣生津，治心悸除煩之功用。三物合用，養心安神，益氣除煩及有補肺和胃之功效。

# 5

*Part*

# 常見腸胃病
# 疑難雜症 *Q&A*

據世界衛生組織統計：胃腸病的復發率超過80%。

很多患者從輕微的胃腸不適發展到胃腸潰瘍，甚至導致胃腸出血、胃腫瘤、腸腫瘤。

- 為什麼腸胃藥層出不窮，胃腸病卻是越治越重、久治不癒呢？

- 各種大大小小的檢查有哪些注意事項？

這裡列出 8 個患者最常見、最想問的問題一一為你做詳細解答。

## Q1

胃鏡檢查應做哪些準備?有哪些適應症?哪些禁忌、併發症?

### Ans

　　很多人擔心做胃鏡很難受,其實消化道內視鏡的歷史很久了,因為內視鏡的出現,使消化道疾病的診斷更具客觀性,判斷也較準確,現在科技進步,胃鏡柔軟且便於操作,使病人在檢查時較舒服,危險性也比較小。

　　為了要使診斷準確,如果隔日早晨要進行胃鏡的檢查,前一天晚上12點後必須要禁食,這是病人必須要先做好的準備,其他就可以交給醫生來處理。

　　在檢查前如果怕不舒服,醫師會給予局部的麻醉劑和鎮靜劑;不過現在的內視鏡做的很精巧,直徑5mm,所以不需要給予藥劑就能檢查了,也因此可以降低費用和危險。

　　做胃鏡的風險是有的,通常是胃穿孔或出血,還有老年人可能會有心律不整的問題,和吸入性肺炎的併發症,所以必須尋找專科醫生來評估後再做檢查。其適應症有:

　　◆凡有上腹部不適懷疑上消化道病變,經過檢查無法確診者。

◆X 光檢查發現潰瘍、腫瘤及其他病變不能明確
其性質者。

◆急性胃出血及慢性不明的失血。

◆各種上消化道病變的追蹤檢查，如：消化性潰
瘍、萎縮性胃炎及胃手術後。

◆需內視鏡進行治療者。

禁忌：

◆急性咽炎、腐蝕性胃炎及腐蝕性食道炎。

◆重症之心臟血管病、肺病及腦中風者。

◆胃、十二指腸穿孔急性期。

◆降主動脈瘤血管壁薄食道沾黏。

◆精神病或不合作病人。

## 益生菌對保健腸道有益嗎?

**Ans**

健康的人體至少有 100 種以上的菌種，在腸道中
生存，平常這些菌叢在十二指腸末端到大腸中平衡生
長（胃和十二指腸內部不含細菌，胃酸可殺菌），有好菌也有壞
菌，益菌如：比菲德氏菌；壞菌如：大腸桿菌。

在正常的時候，壞菌並不會對人體造成傷害，菌叢

會產生一些維生素Ｋ和Ｂ群供人體使用。現在的科技進步，很多保健食品上市，如：益生源、乳糖、優酪乳……等等都含有益生菌。益生源就是給腸道細菌的食物，乳糖可以促進好菌的生長，而喝優酪乳是直接將活菌喝到腸道中，不過胃酸有殺菌功能，所以有多少好菌到達腸道還是一項爭議。

腸道中的益生菌可以維持腸道呈酸性，酸性下可抑制壞菌的生長，也可增加鈣質的吸收，還可以促進腸的蠕動，改善便祕和將致癌物質分解排泄，腸道中的好菌多也可以預防疾病，增加免疫功能。

**Q3**
### 如廁時該如何從糞便形態，了解腸胃健康？

**Ans**

正常的糞便中含有未能消化的食物殘渣、消化道分泌物、細菌和水分等；如廁後可以觀察自己的糞便，有無異常的物質在糞便裡面或顏色有異常。正常的糞便顏色是黃褐色、質軟。至於不正常的排便狀況，請參考糞便自我檢查。

## ▌ 糞便自我檢查表

| 糞便顏色與狀態 | 可能疾病 |
|---|---|
| 稀糊狀腹瀉 | 胃腸蠕動過快或受到感染、非感染所造成的。 |
| 黃綠色稀薄大便併含有膜狀物 | 膜性腸炎。 |
| 米泔樣便，成白色淘米水樣，內含黏液片塊、量大 | 重症霍亂或副霍亂病。 |
| 黏液便，糞便均勻混合但黏液較多 | 屬於小腸炎的病症。 |
| 糞便已經成形，黏液不容易與糞便混合 | 屬於大腸病變。 |
| 膿性與膿血便 | 屬於下段腸道的病變，常見於痢疾、潰瘍性結腸炎、結腸或直腸癌。 |
| 以血為主，呈暗紅色，草莓醬顏色 | 屬於阿米巴痢疾。 |
| 以黏液及膿為主的糞便 | 為細菌性痢疾。 |
| 鮮血便 | 因痔瘡或肛門裂開出血成鮮紅色。 |
| 柏油樣便，呈暗褐色或黑色，質軟富有光澤如柏油 | 是上消化道出血，出血50~70C.C.糞便呈暗褐色，柏油樣大便持續2~3天說明出血至少1000C.C.。 |
| 排黑便，但無光澤 | ❶ 服用活性碳還有止瀉劑含有鉍和鐵劑者。<br>❷ 上消化道持續大出血時。 |
| 大便細條狀或扁片狀 | 說明直腸狹窄，提示直腸腫瘤物存在。 |

## Q4

口臭、口黏、口苦是何原因造成？如何改善？

**Ans**

口中有穢氣味，由中醫觀點口臭多因肺、胃壅熱所致。臨床常見症狀有三：

### 1. 胃火上炎證

口臭、口渴、飲冷、口舌生瘡、牙齦腫痛、便泌尿赤。治療應清瀉胃火，可用【涼膈散】加減。

### 2. 胃腸食積證

口臭噯腐酸餿味、脘腹脹滿、厭惡飲食、大便臭垢。治療宜消食積，可用【枳實導滯丸】加減。

### 3. 痰熱壅肺證

口氣腥臭、胸痛胸滿、咳嗽痰多、吐膿血、口苦舌燥。可用【千金葦莖湯】和【瀉白散】加減。

口黏是指口舌黏膩，食不知味。多因痰濕中阻，胃熱蒸痰所致。一般兼有口苦、口淡、口酸等口味異常，其臨床症狀常見：口舌黏膩或不思飲食、食不知味、胃脘滿悶、頭額脹腫、倦怠乏力、大便溏薄、舌淡紅、舌苔白膩或黃膩。治療著重於健脾化濕濁。

## Q5

### 中醫裡說的「裏急後重」，是什麼意思？

**Ans**

「裏急後重」是指排便前腹痛，欲便迫不及待，排便時卻排出不暢，多因大腸濕熱，腸道氣滯所致，臨床上可大致分為三類： 1.腹部疼痛，急迫欲便，便時窘迫，肛門口有重墜灼熱感，宜清化濕熱。 2.腹痛隱隱，便下不暢，肛門重墜甚至脫肛，宜補氣健脾。 3.腹痛延及兩脅，痛即欲便，便後痛輕，排便不爽，肛門重墜，便下膿血，宜調理氣機。

## Q6

### 「便血」依中醫理論如何解說？如何治療？

**Ans**

「便血」是指血自大便而下，或血夾雜便下，或大便時前後出血，原因多為胃腸積熱，肝胃鬱熱所導致，臨床上可大致分為三類： 1.便血紫黯或紫黑，口乾口苦，頭暈目眩，宜瀉熱止血。 2.便血紫黯或黑色或見血鮮紅，脘脅脹痛，口苦口乾、心煩、易怒、食慾減退，宜瀉肝涼血。 3.便血紫黯或黑，甚則黑色，腹涼隱痛，喜熱飲食，神倦懶言，宜溫中止血。

**Q7**

## 中醫與西醫對消化系統之解釋有何不同?

**Ans**

以西醫來說,所謂的消化系統由口腔、食道、胃、大腸、小腸和肝、膽、胰器官組成,人攝食後,消化器官會將食物分解成我們能吸收的營養物質,維持生命活動所需。中醫指脾胃只是消化系統的一部分,功能是通過食物和消化、吸收、排泄,從而化生氣血津液,充養五臟六腑、四肢百骸,並將廢物排出體外。

**Q8**

## 中醫理論之脾與西醫中認定的脾是否相同?

**Ans**

中醫學所指的脾臟很難與西醫學的脾或某一臟器相對應,但從型態描述而言,是指脾臟和胰臟;如「散膏」、「犬舌」、「形如刀鐮」即是指胰臟,從功能上來看,中醫的脾包括了西醫的消化系統、血液系統、循環系統、運動系統,以及免疫系統。中醫裡脾的實質,不應拘泥於脾之一臟的生理功能,可理解為整個消化系統,在中醫之脾的生理特性是:喜溫燥而惡寒濕,為身

體氣血化生之源，故稱為後天之本，是人體的主要器官，其功能如下：

### 1. 運化功能

指運輸和消化，將未消化的食物，再進一步消化吸收轉化為精微物質，上輸於肺，隨氣（肺所吸之空氣）血運行轉輸至全身，滋養臟腑組織，維持生命活動。

### 2. 統血功能

指統攝血液在脈中流動，防止血液溢出的外作用，脾為氣血化生之源，故脾能生血。

### 3. 升清陽之氣功能

指脾通過運化功能，將食物化成水穀之精微，化生氣血以養全身，維持內臟器官位置的恆定，且濡養人體全身肌肉及四肢的功能。

### 4. 司二便功能

即具有調節大便和小便的功能。

## 附錄一：
# 常用胃腸病西醫處方

### 👤（一）組織胺 $H_2$ 受體拮抗劑

#### 1.Cimetidine

◎藥理作用：

第一代 $H_2$ 受體拮抗劑，其構造和組織胺相似；可抑制各種刺激引起的胃酸分泌，口服後能迅速吸收。服用 1 小時即會發生作用，能有效持續抑制胃酸 3 小時，不影響胃泌素的釋放和胃排空，也不影響胰液和膽汁的分泌，主要由尿液排出；本品亦可經由胎盤轉運，由乳汁排出。

◎臨床運用：

◆消化性潰瘍：活動期800mg/次，每天晚上一次；或400mg/次，早晚各一次，服4~6週。預防潰瘍復發，可用400mg/次，一日一次連服 6 個月。

◆胃食道逆流病：800mg/次，每天晚上一次；或400mg/次，早晚各一次，服4~6週。症狀嚴重者，400mg/次易日 4次，連服12週。

◎藥物不良反應：

輕度暫時性的腹瀉、疲倦、眩暈、皮疹，或少數有顆粒白血球缺乏症、血小板缺少症、血漿中肌酸酐增加

和血清中轉胺脢增加，極少數出現肝炎、胰臟炎、間質性腎炎、男性女乳症、發燒等。

◎注意事項：

嚴重腎功能不全者、心臟血管疾病和呼吸系統疾病的患者應減量慎用；有藥物過敏者也要慎用。

## 2. Zantac

◎藥理作用：

為作用迅速的組織胺 $H_2$ 受體拮抗劑，抑制基礎的胃酸和被激發的胃酸分泌。降低分泌液的酸量、酸度和蛋白酶含量，抗分泌效果比 Cimetidine 強 5~10 倍。口服後 2~3 小時達到高峰，本藥不被轉換代謝，主要經由腎小管分泌排除；口服劑量的 60~70 ％由尿液排出，25 ％由糞便排出，作用時間持久，有效抑止胃酸分泌長達 12 小時。

◎臨床運用：

◆消化性潰瘍：活動期治療標準為：150mg/次，早晚各一次，或夜間一次 300mg；大部分在 4 週內癒合，少部分在 8 週內癒合；長期維持治療時，通常採用夜間一次服用 150mg。

◆非固醇類消炎藥引起的潰瘍病：急性治療時用 150mg，一日 2 次，或夜間服用 300mg；療程

8~12 週。預防時服用 150mg，一日 2 次，或夜
間服 300mg。

◆手術後潰瘍：150mg，一日 2 次，多數 4 週內治
癒，少部分需 8 週。

◆胃食道逆流性疾病：150mg，一日 2 次，或夜間
服用 300mg，治療 8~12 週；中度或重度食道炎，
劑量可增加至 150mg，一日 4 次，治療 12 週。

◎藥物不良反應：

偶爾引起過肝性急功能損害，或無黃疸性肝炎。偶
見心跳過慢或房室傳導阻滯等現象。

◎注意事項：

胃潰瘍患者在治療前，應先確認無惡性腫瘤等病
變，與非固醇類消炎藥物 (Nsaids) 同用時，應注意定期追
蹤檢查。

---

### 3. *Gaster*（*Famotidine*）

◎藥理作用：

此藥是組胺 H2 受體拮抗劑，口服吸收良好，口服
20mg，可維持 7~9 小時，40mg 則藥效達 12 小時。藥
效分布於消化道、肝、腎、胰臟，其代謝物從尿中排泄。

◎臨床應用：

◆胃潰瘍：口服 20mg 一日 2 次，4~6 週為一個療

程，十二指腸潰瘍，則2~4週為一個療程。

◆上消化道出血：靜脈注射20mg，一日2次，或一日給藥一次，每次40mg。

◆逆流性食道炎：口服20mg，一日2次，6~8週為一個療程。

◆麻醉前為預防吸入性肺炎：單次注射20mg。

◎藥物不良反應：

偶見口乾、腹瀉、便祕、頭暈、血壓升高、顏面潮紅、失眠、過敏（如皮疹）、白血球減少等。

◎注意事項：

服藥前應先確認無惡性腫瘤可能，年紀大或腎功能不佳者，應減少劑量或延長給藥時間。服用前應先排除胃癌之可能。

## （二）質子幫浦抑制劑

### 1. Losec（omeprazole）

抑制胃酸分泌及抑制胃蛋白酶之分泌，半衰期為16~15分鐘，平均約60分鐘，在人體研究中80%從腎臟排出，其餘由糞便排出。

◎藥理作用：

Losec遇酸後，易轉化為次磺胺化合物，其在腸道中生物利用性低，但明顯影響藥物反應，因此臨床上其

製劑多為腸衣微粒膠囊，在PH6以上環境中才會釋放出來。

◎臨床應用：

◆逆流性食道炎：每日早上服用20mg，4~6週為一個療程。

◆消化性潰瘍、十二指腸潰瘍：每日早上服用20mg，2~4週一個療程，胃潰瘍則4~8週一個療程。

◎藥物不良反應：

偶見頭痛、腹瀉、便祕、腹痛、噁心、嘔吐、腹脹、皮疹、眩暈、嗜睡、失眠、或血清轉氨酶升高。

◎注意事項：

服用前先確認無惡性腫瘤可能，此藥有減輕胃癌症狀之功能，故應避免錯誤診斷。肝功能不佳者應慎用。

---

2.*Takepron*（*Lansoprazole*）

◎藥理作用：

健康成人空腹或飯後服用，一次30mg，血中檢測為其原形物及代謝物，尿中僅檢測出其代謝物。根據血液中藥的濃度變化及尿液追蹤，其在人體內無積蓄性。

◎臨床應用：

◆十二指腸潰瘍：一日一次，每次15mg~30mg，

4~6週為一個療程。

◆ **胃潰瘍、逆流性食道炎**：一日一次，每次30mg，連續服用6~8週。高齡或肝、腎功能不佳者，一日一次，每次15mg即可。

◎ **藥物不良反應：**

常見有便祕、腹瀉、口渴，偶見皮疹、貧血、血小板減少、白血球減少、肝功能升高等。

◎ **注意事項：**

有藥物過敏、肝功能不佳、高齡者慎用。懷孕及哺乳期婦女應停用。

## （三）黏膜保護劑

正常狀況下，胃黏膜能抵抗侵犯因子的損害，因為黏膜本身有防護和修復的功能，當胃黏膜發生損傷，即表示侵犯作用大於修護作用，必須仰賴藥物給予更多的協助。

### 1.硫糖鋁

◎ **藥理作用：**

硫糖鋁在酸性胃液中解離出蔗糖複合物，其本身是一種黏稠多聚體，可與黏膜創傷表面的蛋白質結合，形成一層保護膜，覆蓋於糜爛或潰瘍的表面，阻止胃酸和胃蛋白酶侵蝕創傷部位。

◆硫糖鋁可結合膽鹽，減輕胃黏膜的損害。

◆硫糖鋁可增加胃黏液汁分泌，使黏稠度更增，黏蛋白含量加多，更增強保護功能。

◆使黏膜血流量增加，加速潰瘍癒合。

◆促進前列腺素之合成，使胃酸分泌減少，並加強胃及十二指腸黏膜的防衛能力。

◆可結合表皮生長因子之巨集，使潰瘍傷口癒合。

◎**臨床應用：**

適用消化性潰瘍、逆流性食道炎、慢性胃炎，每天服用 3~4 次，每次 0.5~1g，空腹及睡前服用。

◎**藥物不良反應：**

或有便祕、口乾、噁心、胃痛等。

◎**注意事項：**

一般連續使用不超過 7 天，若症狀緩解或消失，應遵醫囑停藥或減藥，肝、腎功能不佳者禁用，孕婦及哺乳期婦女慎用，若有過敏或適應不良者，應立即就醫。

2.*Misoprostol*

◎**藥理作用：**

是最早人工合成的前列腺素 $E_1$ 的衍生物，對胃酸、胃泌素，及食物刺激引起的胃液分泌有抑制作用，有細胞保護作用，能增強胃腸黏膜的防禦能力，可防止潰瘍

的形成。

◎臨床應用：

適用胃潰瘍、十二指腸潰瘍，口服每日4次，每次200mg，服用4~8週。

◎藥物不良反應：

可能會有腹瀉、腹痛、噁心、嘔吐、腹脹、食慾不振、頭痛、便祕、暈眩等。

◎注意事項：

不宜與四環素同時使用，以免影響四環素之吸收。

## （四）消化道賦活劑

### 1.Primperan（Metoclopramide）

◎藥理作用：

口服後主要由小腸吸收，其代謝物係由乳汁或尿中排泄。當藥物通過阻滯受體，而作用於中樞神經系統的延髓催吐化學感應區，具有強烈中樞性鎮吐作用，通過胃和上部小腸上的多巴胺受體，增加食道下端括約肌的壓力，增大食管、胃竇和上部小腸蠕動收縮的振幅，促進胃排空。促進催乳素分泌，引起乳汁分泌。

◎臨床應用：

◆可用於中樞疾病或化療等引起的噁心、嘔吐。

◆可用於胃腸動力性疾病的治療，功能性消化不良

所引起的腹脹、食慾不振、噁心、嘔吐、噯氣、胃灼熱、反酸等。

- 可用於乘坐飛機或舟車所引起的嘔吐、暈眩、及偏頭痛所引發之噁心。
- 可用於十二指腸插管前，有助順利插管。
- 可用於膽道疾病、慢性胰臟炎的輔助治療。
- 可用於治療慢性精神分裂症的急性加重者。
- 口服每次5~10mg，每日3次，飯前半小時或睡前服用。

◎**不良藥物反應：**

- 嗜睡、倦怠、頭暈、便祕、腹瀉、皮疹。
- 錐體外路症狀，因藥可通過血腦屏障，大劑量或長期服用因阻斷多巴胺受體，引起膽鹼能受體亢進，出現肌震顫、頭後傾、斜頸、陣發性雙眼上視、發音困難等，停藥24小時後可消失，或用抗膽鹼藥物治療。
- 注射給藥可能引起直立性低血壓。
- 有可能刺激兒茶酚胺分泌，故不得用於嗜絡細胞瘤。

◎**注意事項：**

- 孕婦不宜使用，長期服用者會有乳腺腫大或溢乳現象。

◆本藥易引起嗜睡，還有不隨意的肌肉顫動和頭昏等
副作用，如併用酒精，則會使這些症狀更嚴重。

## 2.Motium（Domperidone）

◎**藥理作用：**

口服、直腸給藥、肌肉注射、靜脈注射均可。是一
種外周性多巴胺受體阻斷劑，直接阻斷胃腸道的多巴胺
受體，可提高食道下端括約肌的壓力，增強胃蠕動，增
大幽門舒張期的直徑，但不影響幽門開放頻率，使胃竇
和十二指腸運動協調。

◎**臨床應用：**

◆可治療各種原因所引起之胃腸脹氣、噁心嘔吐，
如：藥物、腹部器官疾病、手術後、腦部疾病等。

◆可治療逆流性疾病及功能性消化不良所引起的噁
酸、噯氣、早飽、腹脹、噁心、厭食等。

◆可治療各種原因引起的急慢性嘔吐，如：化療、
術後、飲酒等。

◆成人每次10mg，每天3~4次，兒童
0.3~0.6mg/kg m。

◎**不良藥物反應：**

副作用少，偶爾出現口乾、頭痛、高泌乳素血症有
關之內分泌失調。

◎注意事項：

不宜與抗膽鹼藥物合用，會減弱本藥之功能。

3. *Cisapride，Prepulside*

◎藥理作用：

是一種全胃腸道動力藥，能促進消化道蠕動的協調，防止積食和迴流的現象，作用機轉是促進腸系神經叢生理性分泌，乙醯膽鹼的能力加強，增強胃收縮，提高胃、十二指腸的協調運動亢進作用，增加胃排空率，降低十二指腸逆流，腸內容物之輸送促進作用。

◎臨床應用：

◆可用於胃灼熱、胃酸逆流等症狀。

◆可治療各種消化道之症狀，如：食慾不振、噁心嘔吐、上腹部痛、胃部膨脹感。

◆可治療硬皮病、肌強直性營養不良、神經性厭食。

◆可治療功能性消化不良，慢性持發性腸梗阻。

◆逆流性食道炎及慢性胃炎。

◎不良藥物反應：

副作用少，偶有腹痛、腹瀉、腹鳴現象，減藥症狀即可消失。有少有頭暈、嗜睡、舌麻等，無中樞神經系統副作用。

◎注意事項：

◆對慢性胃炎，慢性胃切除後症候群之消化道症狀若未改善，切勿長期使用。

◆不得與葡萄柚或葡萄柚汁一併服用。

## （五）刺激性瀉藥

### 1.Castor oil 蓖麻油

◎藥理作用：

是一種刺激性瀉藥，口服，在十二指腸分解成蓖麻油酸，刺激小腸，增加小腸之蠕動，使糞便入於大腸，而呈瀉效，服用後 2~6 小時即見效。

◎臨床應用：

增加蠕動促進排泄，口服一次 10~20ml ；外用灌腸 15~60ml 。

◎不良藥物反應：

常見噁心、嘔吐等。

◎注意事項：

不要與脂溶性驅蟲藥同用，孕婦忌服。

### 2.Magnesium Sulfate 硫酸鎂，Epsom Salt 瀉鹽

◎藥理作用：

給藥途徑不同，呈現不同的藥理作用。

◆導瀉：口服不被吸收，在腸道內形成一定的滲透

壓，使腸內保留大量水分，刺激腸道蠕動而排便。

◆利膽：口服高濃度硫酸鎂或用導管直接灌入十二指腸，刺激十二指腸黏膜，反射引起總膽管括約肌鬆弛，膽囊收縮，促進膽囊排空，產生利膽作用。

◆對中樞神經的作用：注射給藥，提高細胞外液中鎂離子的濃度，可抑制中樞神經系統，也可減少運動神經末梢乙醯膽鹼的釋放量，阻斷外周神經肌肉接頭，因而產生鎮靜、解痙、鬆弛骨骼肌之作用。

◆對心血管系統作用：注射給藥，過量鎂離子可直接舒張州為血管平滑肌，引起交感神經節衝動傳遞障礙，因而使血管擴張，血壓下降。

◆消炎去腫：用50%濃度溶液外用冷敷患處，可消炎去腫。

◎臨床應用：

◆導瀉：用於便祕，可與驅蟲劑同用。口服藥物中毒時導瀉，使腸道中藥物排出。

◆腸道準備：腸道檢查及治療前的準備，如腹部超音波、腹部 X 攝影、腸道內視鏡等。

◆用於阻塞性黃疸或慢性膽囊炎。

◆用於驚厥、破傷風、高血壓危險等。

◆外用冷敷消炎去腫。

◎**不良藥物反應：**

◆靜脈注射時，應注意呼吸及血壓，如有鎂中毒現象可用10%葡萄糖酸鈣10ml靜脈注射。

◆中樞抑制藥中毒時，不宜用此藥導瀉。

◎**注意事項：**

孕婦、經期婦女、腸道出血、急性腹痛、腎衰竭、高鎂血症病患禁用。

---

### 3. *Sennoside*（*Senokot*）

◎**藥理作用：**

刺激大常之黏膜，使局部起反射作用，興奮大腸基層，制止大腸反蠕動，能防止腸壁吸收水分，使大便順暢等。

◎**臨床應用：**

◆便祕：成人口服一次/15~30mg。

◎**不良藥物反應：**

服用多量有腹痛、腹鳴的現象。

◎**注意事項：**

過度使用瀉劑或攝取水分不當，會引起水及電解質失調。

## 🧍 （六）止瀉劑

### 1.Imodium（Loperamid）

◎藥理作用：

全部由肝代謝，通過膽汁，經大便排出，阻止乙醯膽鹼及前列腺素的釋放，從而抑制腸蠕動，延長腸內物的滯留時間，增加肛門括約肌的張力，而抑制腹瀉失禁或腹瀉。

◎臨床應用：

◆急性腹瀉：成人初量4mg，然後2mg，如再瀉加服2mg，每天不超過16mg。

◆慢性腹瀉：第一天4mg，第二天後調整最大劑量每日少於16mg至大便硬為止。

◎藥物不良反應：

副作用輕，可出現過敏或消化道症狀，如：噁心、嘔吐、便祕及頭暈、頭痛等。

◎注意事項：

◆禁用於2歲以下之兒童。

◆禁用於高熱和膿血便的急性痢疾。

◆不宜用於因為抗生素所造成的偽膜性腸炎。

### 2.Bismeth Suvnitrate

◎藥理作用：

使黏膜收斂，與蛋白結合，防止刺激，另方面與大腸內因異常發酵，與硫化氫結合成硫化鉍，抑制因氣體之刺激腸蠕動亢進或絞痛，以制止腹瀉。

◎**臨床應用：**

◆**腸胃炎**：口服一天 0.5~1.0mg。

◆**胃潰瘍**：以 15mg 溶於 200C.C.的水，早上服用。

◎**藥物不良反應：**

長期大量服用會發生精神神經系的副作用，初期症狀為不安、頭痛、乏力、顫抖及記憶力衰退，進而呈現昏迷、錯亂、運動障礙或痙攣等精神神經障礙。

◎**注意事項：**

亞硝酸離子在腸內使血管擴張，造成血壓降低，所以血壓低者要注意。

## 附錄二：
# 常用胃腸病中藥方劑

本文所列僅供讀者參考，因個人體質、病因、症狀、發生程度、年齡皆不相同，實際用藥，應以專科中醫師診治，所開處方箋為主。

### （一）消化不良

| 方劑名 | 成　　　分 | 功　　　效 |
|---|---|---|
| 【保和丸】 | 山楂、神曲、萊菔子、陳皮、半夏、茯苓、連翹。 | 消化不良、反胃、腹痛，噯腐吞酸。 |
| 【半夏瀉心湯】 | 半夏、黃連、黃芩、甘草、人參、大棗、乾薑。 | 腹鳴、軟便、腹脹、飲食不下、噁心嘔吐。 |
| 【小柴胡湯】 | 柴胡、黃芩、半夏、人參、大棗、甘草、生薑。 | 胸肋脹滿、嘔吐、腹痛。 |
| 【枳實消痞丸】 | 枳實、黃連、半夏麴、白朮、厚朴、麥芽、人參、茯苓、炙甘草、乾薑。 | 消化不良、胸腹脹滿、食慾不佳。 |

### （二）胃食道逆流

| 方劑名 | 成　　　分 | 功　　　效 |
|---|---|---|
| 【旋覆代赭湯】 | 旋覆花、生薑、人參、半夏、大棗、代赭石。 | 胃酸過多、腹滿、腹鳴、蠕動過快、嘔吐、打嗝。 |
| 【香砂六君子湯】 | 木香、半夏、甘草、砂仁、白朮、陳皮、黨參、茯苓、生薑 | 食慾不振、消化不良、泄瀉、噁心欲嘔。 |
| 【柴胡疏肝散】 | 柴胡、枳殼、香附、白芍、川芎、陳皮、甘草。 | 胸脇腹痛、肝氣鬱滯、心胸不暢。 |

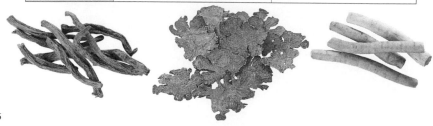

## （三）急性胃炎

| 方劑名 | 成　　分 | 功　　效 |
|---|---|---|
| 【半夏瀉心湯】 | 半夏、黃連、黃芩、甘草、人參、大棗、乾薑。 | 吞酸欲吐、腹鳴、腹脹、胃脹、嘔吐。 |
| 【平胃散】 | 蒼朮、厚朴、陳皮、甘草、生薑、大棗。 | 消化不良、噁心反胃、腹部脹滿。 |
| 【黃耆建中湯】 | 黃耆、桂枝、芍藥、甘草、生薑、大棗、甘飴糖。 | 胃部疼痛、食慾不振、虛勞倦怠、腹脹滿痛。 |

## （四）慢性胃炎

| 方劑名 | 成　　分 | 功　　效 |
|---|---|---|
| 【橘皮竹茹湯】 | 橘皮、竹茹、黨參、炙甘草、生薑、大棗。 | 胃虛有嘈熱、呃逆嘔吐、妊娠嘔吐。 |
| 【香砂六君子湯】 | 木香、半夏、甘草、砂仁、白朮、陳皮、黨參、茯苓、生薑。 | 消化不良、胃炎、胃潰瘍、胃脹、腹瀉。 |
| 【參苓白朮散】 | 黨參、甘草、白朮、山藥、茯苓、扁豆、薏仁、蓮子肉、砂仁。 | 飲食不化、消化不良、四肢無力、胃腸功能障礙。 |

## （五）胃下垂

| 方劑名 | 成　　分 | 功　　效 |
|---|---|---|
| 【小建中湯】 | 桂枝、芍藥、甘草、生薑、大棗、膠飴。 | 腹痛、脫腸、納差、胃脘不適疼痛。 |
| 【補中益氣湯】 | 黃耆、人參、甘草、當歸、陳皮、升麻、白朮、生薑、大棗、柴胡。 | 改善虛弱體質、勞倦乏力、食慾不振、脫肛、內臟下垂。 |

## （六）胃神經官能症

| 方劑名 | 成　　分 | 功　　效 |
|---|---|---|
| 【半夏厚朴湯】 | 半夏、紫蘇葉、厚朴、茯苓、生薑。 | 腸胃虛弱者、神經衰弱、食道痙攣。 |
| 【六和湯】 | 砂仁、扁豆、半夏、厚朴、杏仁、木瓜、人參、白朮、甘草、生薑、赤茯苓、紅棗、藿香。 | 食慾不振、嘔吐、腹瀉。 |
| 【平胃散】 | 蒼朮、厚朴、陳皮、甘草、生薑、大棗。 | 消化不良、噁心反胃、腹脹腸鳴。 |

## （七）壓力性潰瘍(以上消化道出血急症處理後調理)

| 方劑名 | 成　　分 | 功　　效 |
|---|---|---|
| 【加味逍遙散】 | 當歸身、牡丹皮、白芍藥、梔子、茯苓、薑、白朮、薄荷葉、柴胡、甘草。 | 體虛疲倦、頭重目眩、心神不寧。 |
| 【歸脾湯加味】 | 黨參、黃耆、白朮、當歸、茯神、酸棗仁、龍眼肉、遠志、木香、仙鶴草、白芨、烏賊、生薑、大棗。 | 消化道出血、貧血、焦躁不安、體虛欲休克。 |
| 【黃耆建中湯】 | 黃耆、桂枝、芍藥、甘草、生薑、大棗、甘飴糖。 | 出血後調護胃氣、年老體弱腸胃虛寒。 |

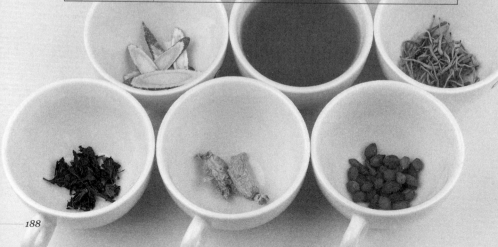

## （八）消化性潰瘍

| 方劑名 | 成　　分 | 功　　效 |
|---|---|---|
| 【甘草瀉心湯】 | 甘草、半夏、黃芩、乾薑、黃連、黨參、大棗。 | 腹鳴、軟便、腹脹、上腹脹痛、胃部嘈熱感、噁心嘔吐。 |
| 【柴胡舒肝散加減】 | 柴胡、白芍、香附、木香、陳皮、川芎、枳殼、炙甘草。 | 胃部疼痛、脹痛、情志不暢。 |
| 【安中散】 | 桂枝、延胡索、牡蠣、小茴香、砂仁、甘草、高良薑、梅片。 | 慢性胃痛、胃部嘈雜。 |

## （九）幽門梗阻

| 方劑名 | 成　　分 | 功　　效 |
|---|---|---|
| 【大黃黃連瀉心湯】 | 大黃、黃連、黃芩、竹茹、半夏。 | 上腹部脹痛、胸中煩熱不暢、大便祕結。 |
| 【膈下逐瘀湯】 | 當歸、赤芍、川芎、牡丹皮、五靈脂、烏藥、桃仁、甘草、香附、紅花、枳殼、延胡索。 | 腹部及兩脇脹痛，按之痛甚。 |
| 【理中湯加香砂六君子】 | 黨參、乾薑、白朮、茯苓、木香、制半夏、砂仁、厲梗、丁香。 | 上腹飽脹食後嘔吐，大便稀薄，神疲乏力。 |

## （十）胃癌(只為術後個人調理，非癌症偏方)

| 方劑名 | 成　　分 | 功　　效 |
|---|---|---|
| 【柴胡疏肝散加味】 | 柴胡、枳殼、香附、白芍、川芎、鬱金、法半夏、木香、延胡索、厚朴、竹茹、砂仁。 | 胃部脹滿疼痛、痛引兩脇、噯氣吞酸、呃逆嘔吐。 |
| 【理中湯與平胃散加減】 | 黨參、白朮、乾薑、附子、厚朴、吳茱萸、陳皮、高良薑、白蔻仁、法半夏、茯苓、山楂。 | 胃部隱痛、大便稀薄、食少腹脹、嘔吐清稀、朝食暮吐、神疲乏力。 |
| 【十全大補湯加味】 | 黨參、黃耆、黃精、白朮、茯苓、當歸、熟地、白芍、何首烏、枸杞子、阿膠。 | 心悸頭暈、形瘦貧血、氣短乏力、納少不眠、自汗盜汗。 |

## （十一）大腸激躁症

| 方劑名 | 成　　分 | 功　　效 |
|---|---|---|
| 【胃苓湯】 | 茯苓、蒼朮、大棗、甘草、厚朴、肉桂、陳皮、生薑、白朮、澤瀉、豬苓。 | 腹痛下痢、嘔吐、腹部有水聲、水瀉。 |
| 【痛瀉藥方】 | 白朮、白芍、陳皮、防風。 | 腸鳴腹痛、大便泄瀉、瀉必腹痛、反覆發作。 |
| 【香砂六君子湯】 | 木香、半夏、甘草、砂仁、白朮、陳皮、黨參、茯苓、生薑。 | 胃炎、食慾不振、泄瀉、消化不良、胃潰瘍、胃下垂。 |

## （十二）便祕

| 方劑名 | 成　　分 | 功　　效 |
|---|---|---|
| 【三黃瀉心湯】 | 黃連、薑黃、大黃。 | 大便祕結、小便黃赤、口舌生瘡。 |
| 【麻子仁丸】 | 麻仁、芍藥、枳實、大黃、厚朴、杏仁。 | 習慣性便祕、胃腸有熱大便堅硬、小便頻數、腹部脹滿。 |
| 【潤腸丸】 | 大麻仁、大黃、桃仁、當歸、羌活。 | 不思飲食、大便祕結不通、大便乾燥。 |

## （十三）腹瀉

| 方劑名 | 成　　分 | 功　　效 |
|---|---|---|
| 【藿香正氣散】 | 藿香、紫蘇、白芷、大腹皮、茯苓、白朮、陳皮、半夏、厚朴、桔梗、甘草、生薑、大棗。 | 嘔吐下痢、急性腸胃炎、腹脹腹痛。 |
| 【理中湯】 | 黨參、甘草、白朮、乾薑。 | 急慢性腸炎、下痢、腸出血。 |
| 【香砂六君子湯】 | 木香、半夏、甘草、砂仁、白朮、陳皮、黨參、茯苓、生薑。 | 胃炎、食慾不振、泄瀉、消化不良、胃潰瘍、胃下垂。 |

## （十四）潰瘍性結腸炎

| 方劑名 | 成　　分 | 功　　效 |
|---|---|---|
| 【葛根黃芩黃連湯】 | 葛根、黃芩、黃連、甘草。 | 胃脹納呆、身熱下痢、胸腹煩熱、便中夾膿帶血。 |
| 【胃苓湯】 | 茯苓、蒼朮、大棗、甘草、厚朴、肉桂、陳皮、生薑、白朮、澤瀉、豬苓。 | 腹痛下痢、腹脹瀉泄、下腹脹滿。 |
| 【六君子湯】 | 黨參、甘草、白朮、陳皮、茯苓、生薑。 | 慢性胃腸炎、消化不良、腹脹食少、倦怠乏力。 |

## （十五）直腸、結腸癌（只用於術後及化療後之調養非治療癌症）

| 方劑名 | 成　　分 | 功　　效 |
|---|---|---|
| 【膈下逐瘀湯加減】 | 當歸、紅花、桃仁、赤芍、丹參、生地黃、川芎、生苡仁、半枝蓮、炮山甲。 | 腹瀉帶血、煩熱口渴、強烈腹痛、倦怠。 |
| 【八珍湯加減】 | 黨參、當歸、茯苓、炙黃耆、熟地、白芍、川芎、升麻、白朮、丹參、陳皮、生薑、大棗、炙甘草。 | 體質虛弱、腹部隱隱作痛、便稀、脫肛下墜。 |
| 【知柏地黃丸加減】 | 生地、熟地、知母、黃柏、白芍、牡丹皮、山茱萸、五味子、麥冬、澤瀉、砂參、枸杞子、陳皮。 | 頭暈耳鳴、便祕、盜汗、口乾舌燥、五心煩熱。 |

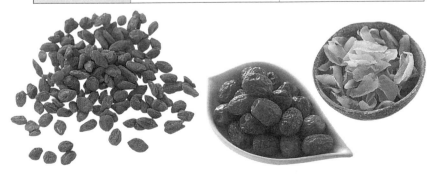

國家圖書館出版品預行編目資料

好胃真輕鬆 / 鄭振鴻 著. -- 第一版. --
臺北市：文經社，2007（民96）
面；公分. --（家庭文庫；C148）
ISBN 978-957-663-511-3（平裝）

1.消化系—疾病　2.食物治療（中醫）　3.食譜
415.5　　　　　　　　　　96007870

## ⓒ 文經社

文經文庫 148

# 好胃真輕鬆

著　作　者 — 鄭振鴻
發　行　人 — 趙元美
社　　　長 — 吳榮斌
主　　　編 — 林淑雯
美　術　編輯 — 劉玲珠
出　版　者 — 文經出版社有限公司
登　記　證 — 新聞局局版台業字第 2424 號
＜總社・編輯部＞：
地　　　址 — 104 台北市建國北路二段 66 號 11 樓之一（文經大樓）
電　　　話 —（02）2517 - 6688（代表號）
傳　　　真 —（02）2515 - 3368
E - m a i l — cosmax.pub@msa.hinet.net
＜業務部＞：
地　　　址 — 241 台北縣三重市光復路一段 61 巷 27 號 11 樓 A（鴻運大樓）
電　　　話 —（02）2278 - 3158 ・ 2278 - 2563
傳　　　真 —（02）2278 - 3168
E - m a i l — cosmax27@ms76.hinet.net
郵撥帳號 — 05088806 文經出版社有限公司
新加坡總代理 — Novum Organum Publishing House Pte Ltd.　　TEL:65 - 6462 - 6141
馬來西亞總代理 — Novum Organum Publishing House (M) Sdn. Bhd.　TEL:603 - 9179 - 6333
印　刷　所 — 普林特斯彩色印刷實業有限公司
法律顧問 — 鄭玉燦律師（02）2915 - 5229
發　行　日 — 2007 年 7 月 第一版 第 1 刷

定價／新台幣 220 元　　　　　　Printed in Taiwan